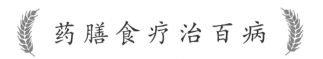

药膳食疗治百病

糖尿病食疗药膳

主 编 孙晓敏

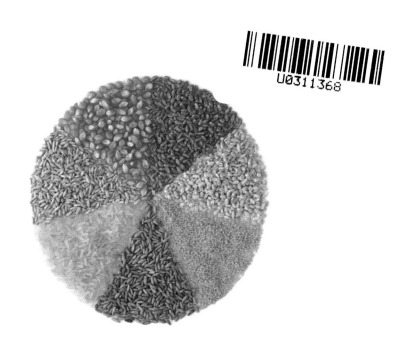

中国医药科技出版社

内 容 提 要

药膳是药材与食材相配而做成的美食。药膳食疗是取食物之味与药材之性,以达到养生保健之功。本书介绍了药膳的基本概况,糖尿病的致病特点、病因病机及治疗治则等,重点介绍了防治糖尿病的药膳常用药材及药膳食疗方。读者可依据自身情况,灵活选择。本书可供糖尿病人群、广大中医药爱好者及饮食营养研究者阅读、参考。

图书在版编目(CIP)数据

糖尿病食疗药膳 / 孙晓敏主编 . — 北京:中国医药科技出版社,2018.3
(药膳食疗治百病)

ISBN 978-7-5067-9935-5

Ⅰ . ①糖… Ⅱ . ①孙… Ⅲ . ①糖尿病—食物疗法—食谱 Ⅳ . ① R247.1
② TS972.161

中国版本图书馆 CIP 数据核字(2018)第 014867 号

美术编辑 陈君杞
版式设计 南博文化

出版 中国医药科技出版社
地址 北京市海淀区文慧园北路甲 22 号
邮编 100082
电话 发行:010-62227427 邮购:010-62236938
网址 www.cmstp.com
规格 710×1000mm ¹/₁₆
印张 10
字数 147 千字
版次 2018 年 3 月第 1 版
印次 2018 年 3 月第 1 次印刷
印刷 北京盛通印刷股份有限公司
经销 全国各地新华书店
书号 ISBN 978-7-5067-9935-5
定价 **30.00 元**

编委会

主　　编　孙晓敏

副 主 编　冯　涛　王　明　王艳靖

编　　委　（以姓氏笔画为序）

　　　　　刘　莉　李大为　郑　晶

药膳发源于我国传统中医药文化和烹饪饮食文化，它是在中医药理论的指导下，将中药与适宜的食物相配伍，经加工烹制而成的膳食，可以"寓医于食"，使"药借食味，食助药性"，在人类的养生保健、防病治病史上起到了重要的作用。药膳具有悠久的历史和广泛的群众基础，随着社会的发展，人们更加崇尚自然，注重养生康复，因此，取材天然、防治兼备的中医药膳将会受到越来越多人的关注。

药膳的产生和发展是以中医理论体系为基础，中医认为"阴阳失衡，百病始生"，人体的衰弱失健或疾病的发生发展皆与阴阳失调有着重要关系。如何调整阴阳失调，张景岳有云："欲救其偏，则惟气味之偏者能之。"食物与药物一样，皆有形、色、气、味、质等特性，或补或泻，都是协调阴阳，以平为期，通过补虚扶弱，调整脏腑气机或祛病除邪，消除病因来防病治病、强身益寿。同时药膳还应当遵循因人、因地、因时、因病而异的原则，所谓得当则为宜，失当则为忌，做到"审因用膳"和"辨证用膳"，即要注意考虑年龄、体质、健康状况、患病性质、季节时令、地理环境等多方面因素，并配合优质的原料和科学的烹制方法，方能发挥药膳的治病和保健作用。

本书以糖尿病的药膳调养为主要内容，分为四个部分，第一部分简要介绍药膳的基本概况，如起源与发展、特点、分类、应用原则、制作方法及注意事项等。第二部分简述了糖尿病的致病特点、病因病机及治疗治则等，尤其提示了中医对该病症的治疗方法。第三部分介绍了糖尿病药膳常用药材的来源、性味归经、功能主治、选购提示及注意事项。第四部分精心选择了取材方便而确有效果的食疗方，详细介绍了其配方、功效、制法、食法。读者可依据自身情况，灵活选择。

作者在编写本书过程中，参阅了诸多著作，未能全部一一列出，谨此对相关专家表示衷心的感谢。本书融科学性和实用性为一体，内容丰富，希望能成为珍惜生命、崇尚健康、热爱生活者的良师益友。但需强调的是食治不能代替药治，患病者还应当及时就医，以免贻误病情。

限于水平、时间和精力，如有疏漏不足之处，恳请同行专家及广大读者不吝赐教与指正。

编者

2017年12月

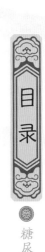

目录

糖尿病

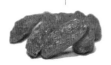

第三部分
糖尿病食疗药
膳常用药材

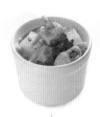

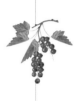

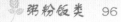
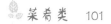
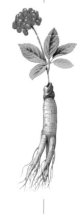

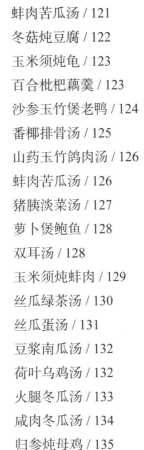
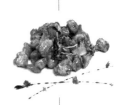

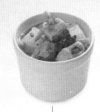

茶饮汁类　139

糕饼糖果点心类　146

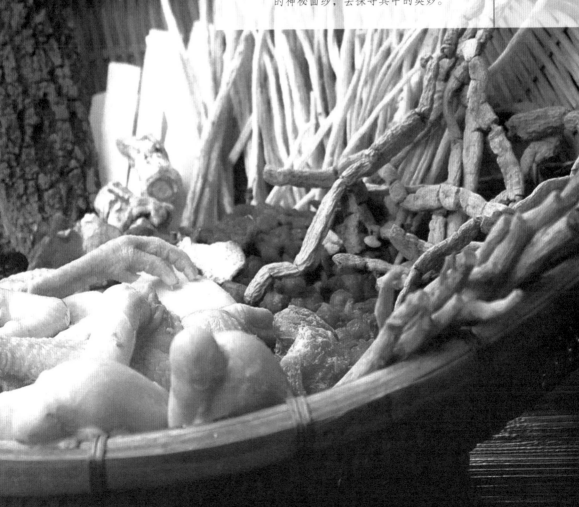

药膳，既是中国传统医学的一种治疗方法，也是中华民族独具特色的饮食形式之一。药膳文化历史悠久，源远流长，为人类的健康长寿作出了积极的贡献。近年来，随着人们对绿色生活的推崇，味道宜人、营养丰富、能够防病治病的药膳得到了越来越多人的青睐，一股药膳热潮已经兴起。作为民族医学和传统饮食完美结合的产物，药膳这一带有中国古老而神秘色彩的东方文化，正在走出国门，迈向世界。今天，就让我们揭开药膳的神秘面纱，去探寻其中的奥妙。

第一部分

关于药膳

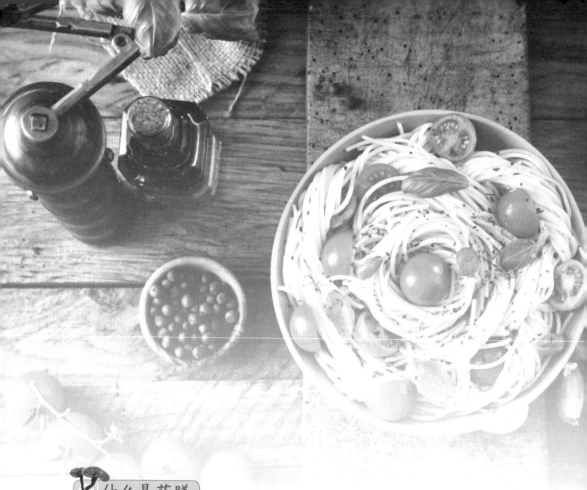

什么是药膳

提到药膳，许多人不禁要问，何谓"药膳"？药膳是药物还是食物？其实药膳并不是简单的中药加食物，它是在传统中医药"辨证论治"理论的指导下，将中药与某些具有药用价值的食物相配伍，经加工烹制而成的具有一定色、香、味、形、养的菜肴、汤汁、羹糊、糕点等食品。药膳可以"寓医于食"，即既取药物之性，又取食物之味，"药借食力，食助药威"，二者相辅相成、相互协调，服用后，既可获得丰富的营养，又可养生保健、防病治病、延年益寿，是具有保健和治疗双重效果的药用食品。

由此可见，药膳是一种兼有药物功效和食品美味的特殊食品，是中医传统"药食同源"理论的最好体现，也有许多书籍直接将"药膳"称之为"食治""食养""食疗""食药"。说明药膳可以使食用者在享受美食的同时，又使其身体得到滋补，疾病得到治疗。所以中国传统药膳的制作和应用，不仅仅是一门学问，更可以说是一门艺术。

现代药膳充分总结和应用了古人的宝贵经验，同时吸取了现代养生学、

 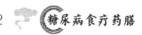

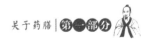

营养学、烹饪学的研究成果，正逐步向理论化、系统化、标准化、多样化、世界化的方向发展，食用方式也由传统的菜肴饮食汤品类发展为新型饮料类、冲剂类、胶囊类、浓缩剂类、罐头类、蜜饯类等，更加体现了现代人对健康以及原生态疗法和高品质食物的追求。

药膳的起源与发展

药膳究竟起源于何时呢？其实早在人类社会的原始阶段，人们还没有掌握将药物同食物相区分的方法时，就已经认识到"药食本同源"的重要特点，并在不断地探索和实践中，逐渐形成了药膳的雏形。

"药膳"一词则最早见于《后汉书·列女传》，其中有"母恻隐自然，亲调'药膳'，恩情笃密"的字句。其实在药膳一词出现之前，很多古籍中已有关于制作和应用药膳的记载。《周礼》中记载了给周天子配专门负责饮食卫生的"食医"来掌握调配其每日的饮食，而且会根据一年四季不同的时令要求来变化膳食。此外，在专治内科的"疾医"条下也特别强调了"以五味、五谷、五药类以养其病"的内容。这些记载表明，我国早在西周时代就有了丰富的药膳知识，并出现了从事药膳制作和应用的专职人员。

先秦时期中国的食疗理论已具雏形，制作也较为成熟。成书于战国时期的《黄帝内经》在论述食与人的关系时，指出"凡欲治病，必问饮食居处"强调了病人的饮食习惯、食物来源等对治疗疾病的重要性。而"治病必求其本，药以祛之，食以随之"的经典理论，则强调病除之后食养的必要性。书中还提到了许多食物的药用价值，在其所载的13首方剂中就有8首属于药食并用的方剂，如乌骨丸就是由茜草、乌骨、麻雀蛋、鲍鱼制成。

秦汉时期药膳有了进一步发展。汉代医圣张仲景在其所著的《伤寒杂病论》《金匮要略方论》中除了记载用药物来治疗疾病，还采用了大量的饮食调养方法来配合，如在清热力较强的白虎汤中加入粳米以调养胃气使之不致受损，在逐水力较强的十枣汤中用枣汤煎煮以防伤及正气。诸如此类的还有竹叶石膏汤、当归生姜羊肉汤、百合鸡子黄汤、甘麦大枣汤等。在食疗方面张仲景发展了《黄帝内经》的理论，突出了饮食的调养及预防作用，开创了药物与食物相结合治疗重病、急症的先例，还记载了食疗的禁忌及应注意的饮食卫生。这一时期为我国药膳食疗学的理论奠基时期。

唐代名医孙思邈在《备急千金要方》中专设"食治"一篇,其中共收载药用食物164种,分为果实、蔬菜、谷米、鸟兽四大门类,至此食疗已经开始成为专门的学科。孙思邈还指出:"食能排邪而安脏腑,悦情爽志以资气血"。说明制作精美的药膳能在发挥药食双重作用的同时,还能使人心情舒畅。其弟子孟诜集前人之大成编成了我国第一部集药食为一体的食疗学专著《食疗本草》,极大地促进和指导了中国药膳的发展。

宋元时代是药膳发展的高潮,借助中医学在此时期的跨越发展,药膳也得到更快的发展,无论是在宫廷还是在民间药膳都得到了广泛的认可和较为全面的发挥。宋代官修医书《太平圣惠方》中也专设了"食治门",其中记载药膳方剂已达160首。元代中央政府掌管药膳的部分称为"尚食局",曾一度和"尚药局"相合并,而饮膳太医忽思慧所编著的《饮膳正要》为我国最早的营养学专著,首次从营养学的角度出发,强调了正常人的合理膳食,对饮食药膳方面颇有独到见解,是蒙、汉医学结合和吸收外域医学的重要成果。书中对药膳疗法、制作、饮食宜忌、饮食卫生及服药食忌、食物相反、食物中毒和解毒、过食危害等均有详细记载。

时至明清两朝,药膳发展到鼎盛时期,几乎所有关于本草的著作都注意到本草与食疗的关系,对于药膳的烹调和制作也达到极高的水平,且大多符合营养学的要求。其中《食物本草》当属明代卓有功绩的药膳专著,全书内容翔实丰富,最大的特点就是对全国各地著名泉水进行了较为详细的考证介绍。到了清代,诸多各具特色的药膳专著层出不穷,多是在总结前人经验的基础上结合当前实际重新扩展的。刊于1691年的《食物本草会纂》8卷,载药220种,采辑《本草纲目》及有关食疗著作,详述各药性味、主治及附方。而在药膳粥食方面,黄鹄的《粥谱》则可称为药粥方的集大成者。

中国药膳,源远流长,广为传播。如今,药膳的应用更是空前广泛,在国内外都享有盛誉,倍受青睐,以致许多药膳餐馆在世界各地应运而生,这不但传承了我们中华传统的医食文化,更是在勇敢的创新中将其发扬光大。

药膳的特点

药膳是我国独具特色的一种饮食形式,它究竟有着怎样的特点,可以跨越千年的时空,走入我们的餐桌呢?中华药膳的产生和发展是以中医理论体

 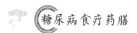

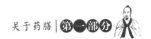

系为基础的，因此，它的特点也必然是中国医食融合所体现的独特风格，兼备医药治病防病的功效和菜肴美味可口的特色。具体而言，药膳有以下特点。

◎ 历史悠久，寓药于食

中医药膳起源于西周时期，历经数千年的发展，药膳的原料不断增多，临床适应证不断扩大，理论不断完善，疗效不断增强。时至今日，药膳仍然在人们的生活中发挥着巨大的作用。药膳将药物的治疗、保健、预防、强身等作用融入日常膳食，使人们在享受美食的同时也可以调理身体，防治疾病，成为适宜于各种人群的双效膳食。

◎ 强调整体，辨证施食

如同中医的整体观，运用药膳时，首先要全面分析病人的体质、健康状况、患病性质、季节时令、地理环境等多方面情况，并判断其基本证型，然后再确定相应的食疗原则，给予适当的药膳治疗。气虚的，用补气药膳；血虚的，用补血药膳。药物与药膳相互补充，相互辅佐，共同发挥健身强体、营养美味的作用。

◎ 防治兼顾，效果显著

药膳既可治病，又可防病，是其有别于药物治疗的特点之一。尽管所用药材食材多属平和之品，但其对纠正机体偏性的作用却不可小觑，防治疾病和健身养生的效果也比较显著。如清代宫廷御医所创的"八珍糕"，含有茯苓、芡实等8种药材，具有补脾健胃、消食化积的功效，曾为乾隆皇帝和慈禧太后所喜爱，现如今也是许多大饭店的特色药膳。

◎ 良药可口，烹食方便

药膳将中药与食物相配，就能做到药借食味，食助药性，变"良药苦口"为"良药可口"，特别能满足人们"厌于药，喜于食"的天性，尤其是它能解决大多数儿童不肯服药的难题。可以说，药膳既是一种功能性食品，也可以说它是中药中一种广受欢迎的特殊剂型。制作方法结合了中药的简单处理和常用的烹饪方法，简便易行。

◎ 博大精深，影响广泛

由于药膳是在日常膳饮中对人体进行调治，并可以随着饮食的形式不断变化，以达到不同的疗效。因此，它不仅在中国受到人们的广泛青睐，在国外也产生了深远的影响。当今，在东南亚乃至欧美国家和地区，崇尚和研究中国药膳的学者与日俱增。

药膳的分类

药膳在漫长的历史发展过程中，形成了性状多样、营养价值各异、种类花色繁多的风格。纵观古代医籍文献中的分类方法记载，结合现代药膳加工、烹调技术，可将药膳按药膳的治疗作用、药膳的使用季节、对五脏的调养作用和性状等进行如下分类。

按药膳的治疗作用分类

祛邪治病类

解表透表药膳 由辛凉或辛温的药物和食物组成，具有发汗、解肌透邪的功效，适用于风寒或风热感冒以及其他外感病的初期。

清热解毒药膳 由甘寒或苦寒的药物和食物组成，具有清热解毒、生津止渴的功效，适用于机体热毒内蕴或余热未清之证。

祛散风寒药膳 由辛温或辛热的药物和食物组成，具有温经通脉、散寒止痛的功效，适用于机体外寒入侵或虚寒内生的病证。

消导理气药膳 由消积导滞、辛温通达的药物和食物组成，具有健脾开胃、消食化积、行气止痛的功效，适用于消化不良、食积内停、肝气郁结、腹胀腹痛等症。

润肠通便药膳 由滑润大肠、促进排便的药物和食物组成，具有润肠通畅的功效，适用于大便干燥、肠涩津亏之症。

利水祛湿药膳 由芳香温燥、化湿运脾、通利水道的药物和食物组成，具有运健脾胃、利水祛湿、通利小便的功效，适用于大便稀黏、尿少浮肿、小便不利等症。

活血化瘀药膳 由辛温苦等入血分的药物和食物组成，具有活血化瘀、消肿止痛之功，适用于瘀血内停、跌打损伤等症。

祛痰止咳平喘药膳 由祛痰止咳、降气平喘的药物和食物组成，具有祛痰化痰、宣肺止咳、降气平喘的功效，适用于咳嗽痰多、喉中痰鸣、哮喘等症。

养心安神药膳 由质重沉降的药物和食物组成，具有重镇安神和养心安神的功效，适用于神志失常、心神不宁、惊悸健忘、失眠多梦等症状。

平肝熄风药膳 由能滋阴潜阳的药物和食物组成，具有熄风镇静、平肝潜阳的功效，适用于肝阳上亢、肝风内动、头目眩晕、抽搐等症。

补益保健类

壮阳药膳　由温肾壮阳的药材和食材组成，适用于阳气不足，出现畏寒肢冷、面色淡白、大便溏薄、小便清长、舌淡苔白、脉微无力之人。

滋阴药膳　由滋阴补肾的药材和食材组成，适用于阴精亏虚，出现两颧红赤、咽干口燥、五心烦热、潮热盗汗、夜不能寐、便干溲赤、舌红少苔、脉细数之人。

补气药膳　由补中益气的药材和食材组成，适用于元气不足，出现神疲乏力、少气懒言、面色㿠白、语声低微、头晕自汗、胸闷气短、舌淡苔白、脉弱之人。

补血药膳　由益气生血的药材和食材组成，适用于阴血亏虚或失血过多，出现面色苍白、肢体麻木、爪甲淡白、肌肤甲错、头晕心悸、失眠多梦、小便不利、舌淡苔白、脉细弱之人。

益智聪耳药膳　由益智开窍、补肾聪耳药材和食材组成，适用于年老智力低下、耳聋、耳鸣，以及各种原因所导致的记忆力减退、听力减退之人。

促进睡眠药膳　由养心安神的药材和食材组成，适用于失眠多梦、不能熟睡、早醒、醒后无法入睡、易被惊醒、对睡时声音灯光敏感之人。

美容药膳　由活血、滋补、理气等多类药材和食材组成，具有祛痘荣面、祛斑美白、润肤修颜，除皱驻颜、美鼻明目、润唇固齿、乌发固发、丰乳美体、健身减肥、除臭留美等多种作用。

按季节分类

　　按照四季可分为春季药膳、夏季药膳、秋季药膳和冬季药膳。季节不同，在药材和食物原料及烹调方法的选择上亦有所不同。夏季药膳多配用一些凉性、寒性的原料；冬季药膳多配用温性、热性或滋补的原料；春、秋则配用一些较稳妥的属平性的原料。

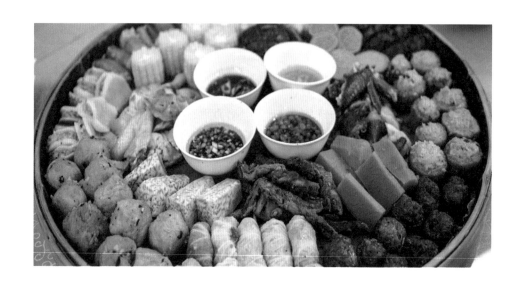

按五脏调养分类

养心药膳　适用于心失所养，出现心悸不安、心慌失眠、健忘躁动、哭笑无常、神志不清、舌体淡白或红而糜烂、脉结代或细弱之人，可选用养心护心、祛除心火的药材和食材。

养肝药膳　适用于肝失所养，出现精神抑郁、多愁善感、沉闷欲哭、胸胁疼痛、肢体麻木震颤、头晕目眩、双目干涩、食欲不振、嗳气泛酸、少腹胀痛、痛经闭经、腹水水肿、舌青紫、脉弦之人，可选用养肝护肝、疏肝理气的药材和食材。

养肺药膳　适用于肺失所养，出现悲哀忧伤、呼多吸少、咳嗽痰多、颜面水肿、鼻部干涩、皮肤粗糙、少气懒言、脉细弱之人，可选用养肺护肺、滋阴润肺的药材和食材。

养脾药膳　适用于脾失所养，出现食欲不振、腹胀便溏、水肿泄泻、脏器下垂、消瘦痿软、四肢痿废、口淡无味、舌淡苔厚腻，脉迟缓之人，可选用养脾补脾的药材和食材。同时，在养脾的同时也需照顾到胃，这样才能减少和预防胃肠等消化疾病的发生。

养肾药膳　适用于肾失所养，出现头晕耳鸣、失眠健忘、腰膝酸软、遗精盗汗、畏寒肢冷、小便清长、面色㿠白或黧黑、舌淡胖苔白或舌红少苔、脉沉细之人，可选用养肾补肾的药材和食材。

按性状分类

菜肴类 以蔬菜、水果、鱼、肉、蛋、海鲜等为原料，搭配一定比例的中药制成荤菜或素菜。菜肴种类很多，制作方法多以煎、炒、煮、炸、蒸、烤、焖、拌、炝为主，根据不同的制作方法可制成冷菜、蒸菜、炖菜、炒菜、炸菜、卤菜等。

汤汁类 汤类是将中药或食物经过一定的炮制加工，放入锅内，加清水用文火煎煮，取汁而成，这是药膳应用中最广泛的一种剂型。汁类则多由新鲜并含有丰富汁液的植物果实、茎、叶和块根，经捣烂、压榨后得到。

茶饮酒类 包括药茶、药饮和药酒。药茶是将花类或经粉碎加工制成粗末的中药根茎皮类，以沸水冲泡或温浸而成。药饮是把中药或食物经浸泡或压榨、煎煮、提取分离，而制成的有效成分含量较高的饮用液体。药饮也可以由新鲜药物或食品压榨取汁而成，也可以为煎煮浓缩而成。有的亦制成块状或颗粒状，可随饮随冲。药酒是将中药与酒"溶"于一体的饮品，乙醇可以溶解中药的多种有效成分，药借酒力、酒助药势可充分发挥更好的效力。

粥粉饭羹类 药粥是以各类谷物为基本原料，配以一定比例的中药，经熬煮而成的半液体食品。中医历来就有"糜粥自养"之说，故尤其适用于年老体弱、病后、产后等脾胃虚弱之人。粉饭类则是药膳的主食，多以面粉、稻米、糯米、小米、玉米面、黄豆面等为基本原料，加入一定比例的药物，经加工制成米饭、面食等。羹类是以肉、蛋、奶或海产品等为主要原料加入中药而制成的较为稠厚的汤液。

膏糖蜜糊类 将药材与食材一起放入容器中进行熬制，蜜膏一般要将水分基本蒸发，还需在此期间加入适量的蜜糖，以保证所制之品最后的形状和口感。糊则需将水分蒸发到成为黏稠状即可。

糕饼糖果点心类 这是将药物加入面点中制成的保健治疗食品，这类食品可作主食，也可作点心类零食，多是将药物制成粉末，或药物提取液与面点共同合揉，制作加工而成。

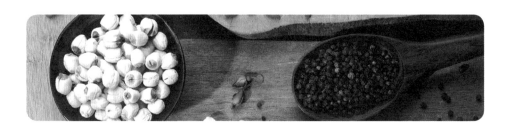

药膳的应用原则

　　药膳之所以具有保健养生、治病防病等多方面的作用，是因为药膳中含有传统中药，并在中医药理论的指导下制作，在应用时必须遵循一定的原则。药膳在保健、养生、康复中占有重要的地位，但药膳又不能完全替代药物疗法。药物见效快，重在治病，药膳见效慢，重在调养，各有所长，因此应视具体人与病情按照以下原则应用，不可滥用。

平衡阴阳

　　宇宙万物皆包含阴阳相互对立、相互联系的两个方面。阴阳是万物生长、存在、发展之纲。人体同样如此，掌握了人体的阴阳之道，方能均衡调和，保持健康。在正常状态下，阴阳是相互平衡的，也就是古人所云："阴平阳秘，精神乃治"。相反，"阴阳失调，百病皆生"。阴阳失去相对平衡就会出现偏盛偏衰，如阳盛则阴衰，阴盛则阳衰，阳虚则阴盛，阴虚则阳亢，这时机体就会表现出相应的症状，即阳气过盛或阴气不足则会出现热证，阴气过盛或阳气不足则会出现寒证。《素问·阴阳应象大论》中提到"善诊者，察色按脉，先别阴阳。"告诉人们要确定身体的变化首先应该从辨别阴阳开始。同理，在配备药膳时也应首先辨清用膳者的证，一旦寒热虚实都分清楚了，施膳就有了明确的方向。具体原则是："不足者补之""有余者损之""寒者热之""热者寒之"，简单地说就是把缺的东西补足，多的东西祛除，有寒证的用热品来纠正，有热证的用寒品来纠正。总而言之，辨别和协调阴阳是施膳的重要原则。

调理脏腑

在中医学中，人的各组织器官功能，表现为以五脏为中心的功能系统。每一脏都代表一个功能系统，如心管理人体的血脉，与神志密切相关，其状态能体现在人的舌体和面色之上，因此，心包、血脉、神志、舌、面都属于心系统。在临床上的多种病症，均以脏腑功能失调为其主要机理，表现为各脏的虚实变化。由于五脏之间存在着相生相克的生理关系，当机体某一脏腑发生变化，势必影响其他脏腑，产生相互的病理联系，因此在施膳的时候应当考虑到可能不仅要对某一脏进行调养，还需对其他相关脏腑进行调理。值得一提的是药膳中"以脏补脏"的方法为数不少，如食用猪肝、羊肝可治疗肝病夜盲等。

祛邪扶正

中医学认为，人之所以发生疾病主要有两个方面的原因，一是由于外邪的侵袭，制约或损伤了正气，扰乱了人体的阴阳脏腑气血平衡；另一个则是由于自身正气虚衰，不足以抵抗外邪干扰。正邪的强弱不同，在相争时便会表现出不同的病证。对此基本的观点是"正气存内，邪不可干""邪之所凑，其气必虚"。就是说人的自身身体强健，抵御外界环境变化的能力强，就不容易患病；相反，自身体质虚弱，难以抵抗外界的任何变化，就容易患病。因此，在调配药膳时就需要注意辨别是自身的抵抗能力差，还是外部的环境因素改变剧烈，基本原则是邪盛必先驱邪，正虚先要扶正。如果反其道而行之，都可能使病情进一步发展，甚至恶化。

三因制宜

三因制宜是指"因人、因时、因地"制宜。人有男女、老少、强弱的不同，因而对病邪的抵抗力、病后恢复的能力存在明显的差异；时序有四季变化寒暑变更，随着时序的变化，人的阴阳气血也随之发生改变，在不同时期所对抗的主要邪气便会不同；地理环境有南北东西，不同的地域有不同的气候条件，这些差异对人体的正气也会产生很多变数。因此，即使对同一病证施膳，也不能千篇一律，必须根据不同的条件制定相适宜的措施，才能收到良好的效果。

🍂因人用膳

人的体质年龄不同，用药膳时也应有所差异。

小儿体质娇嫩，脏腑多发育尚不完善，易受损伤，选择原料不宜大寒大热，应多选用药性、食性平缓的材料来进行调理。施膳时就需要注意多补脾，多养阴，多清肝，以达到培补后天之本的效果。

青年时期是人脏腑器官发育最为完善的时期，由于此期脏腑功能旺盛，易使人肝木发生太过，表现出急躁易怒的特点。此外，青年人的学习、工作、生活压力都较大，更容易导致情志失调、气机不畅，出现易怒、不思饮食、面红目赤、大便干结等症状。因此，在对青年人施膳时要特别注意清肝除烦、疏肝解郁为主，避免食用过多的燥热、滋腻、补益之品作为药材和食材。

中年时期是一个由盛而衰的转折点，脏腑功能也逐渐由强而弱，加之事业家庭的双重压力，多出现少气力衰，记忆力减退，性功能下降，须发早白等症状，这一时期也是许多男科病和妇科病的高发时期。针对普通的中年人群，可以多选用补脾益肾的膳食配方，以达到益智活血，补肾强身的目的；针对患有男性疾病的中年人，可选用补肾益气的药膳；针对更年期妇女，选用舒肝理气、滋阴补肾的药膳，以减轻更年期气血虚衰的症状。

老人多肝肾不足，津液亏虚，开始显现出一些衰退的迹象，如气短乏力、头目眩晕、耳聋耳鸣、心悸心慌、失眠多梦、头脑健忘等。但老年人脾胃功能较差，即使大量施用补益药膳，也可能会出现"虚不受补"的情况。所以，老年人最适宜的药膳应当是以清淡、熟软，易于消化吸收的粥膳、汤膳为主，而在其中则可适当多施用开胃健脾、益肾添精、养血通脉、益气通便的药材食材。

孕妇恐动胎气，不宜用活血滑利之品。这是在药膳中应特别注意的。

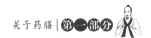

因时用膳

中医认为，人与日月相应，脏腑气血的运行和自然界的气候变化密切相关。"用寒远寒，用热远热"，意思是说在采用性质寒凉的药物时，应避开寒冷的冬天，而采用性质温热的药物时，应避开炎热的夏天。这一观点同样适用于药膳。一年分为四季，根据不同季节气候特点，药膳施用也有所不同。

春季药膳要顺应春天阳气生发，万物始生的特点，注意保护阳气，着眼于一个"生"字。多食辛甘之品，少吃酸涩之味，如食用芹菜粥、玄参猪肝等。

夏季炎热，应少吃温热的食物，药膳搭配药材时也需注意减少温热药，如食用茯苓山药包子、百合粥等。

秋季的气候特点是阳气渐收、阴气渐长，药膳应以滋阴润燥为主，如食用栗子焖鸡、火锅菊花鱼片等。

冬令进补则应根据中医"虚则补之，寒则温之"的原则，注意养阳，以滋补为主，多吃温性、热性，特别是温补肾阳的食物进行调理。这样便可平衡阴阳，调和气血，如食用当归烧羊肉、双黄羊肉汤等。

因地用膳

不同的地区，其地理环境、气候条件、生活习惯都有一定差异，人体生理活动和病理变化亦有不同。有的地处潮湿，如四川、湖南，其人饮食多温燥辛辣；有的地处寒冷，如东北，其人饮食多热而滋腻；而地处南方的广东，气候炎热潮湿，其人饮食则多清凉甘淡。因此，在应用药膳选料时也是同样的道理。

药膳的制作

药膳，就是要做到"良药爽口"，如何制作一道既具备色香味，又能发挥保健养生功能的药膳，可是一门不小的学问。药膳的制作加工可以认为是中国特有的烹调技术与中药炮制技术的完美结合，既需要相应的加工技能，又具有药膳制作的特点。药膳种类繁多，品种复杂，应用不同的方法制作，可制备出适应大众不同嗜好及口味的美味佳肴。

药膳的选材

药膳的选料是相当讲究的，要突出药膳"色、香、味、形、养"的统一。药膳主要由药物、食物、汤、调料几部分精制而成，每一部分选料好坏都直接影响药膳的质量。药物和食物都具有寒、热、温、凉四气及酸、苦、甘、辛、咸五味的特点。"四气"是药物和食物辨证施膳的依据，"五味"是指导与对应脏腑相适应的向导。

首先，药膳所用药材可以是采自山野的鲜药材，也可以是药店里买来的饮片，但选购药材一定要新鲜优质，凡是变质、发霉的均不能食用。药膳所用的中药材和食物首先要净选，使之清洁干净，无杂质异物、无尘土、无霉变腐烂，还要注意其色、味纯正，外形美观，质量优良。为保证药膳疗效，还应对药材与食物进行必要的加工处理。有的需切片、切丝、切丁或切段，有的需粉碎为细末，有的则需按中药炮制的要求进行炮制加工，以减其毒性或副作用。

其次，对于药膳材料的特性，一般说来，温性、热性的食疗中药，如生姜、大葱、红枣、核桃、小茴香等可以配合具有相似性质的食物，如羊肉、鸡肉、狗肉、鲫鱼等，起到温里、散寒、助阳的作用，可以用来治疗寒证、阴证；凉性、寒性的食疗中药，如绿豆、藕、荸荠、马齿苋、菊花等可以配合具有相似性质的食物，如西瓜、梨、鸭肉、兔肉、马肉等，起到清热、泻火、凉血、解毒的作用，可以用来治疗热证、阳证。还有一类食疗中药，无明显的温凉之偏，比较平和，称为平性，如人参、莲子、茯苓等可以配合具有相似性质的食物，如猪肉、牛肉、驴肉等，按照需要和原则添加，增加药膳的口感。

再就五味而言，酸味食疗中药，如乌梅、石榴等，能收敛、固涩；苦味食疗中药能清热、降气、泻火、燥湿，如苦瓜清热解毒、杏仁降气等；甘味食疗中药，能补养、调和、缓急止痛，如大枣、蜂蜜、饴糖之补脾和胃、养肺补虚、缓急止痛等；辛味食疗中药有发散和行气等作用，如生姜、大葱发散风寒，橘皮、砂仁行气等；咸味食疗中药能软坚散结，如海藻、海带等；淡味食疗中药能渗利小便，如茯苓、薏苡仁等。应用药膳还应注意食疗中药的五味与五脏的关系。一般说来，辛入肺，甘入脾，苦入

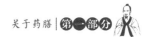

心，酸入肝，咸入肾。只有根据性味合理选用药膳，才能达到滋补身体、防治疾病的目的。

总而言之，在制作药膳时应该掌握一点中医理论的知识、烹调常识，要在了解药物的功效、主治、毒性等的基础上还要懂一点中药的配伍。因为几种中药混合在一起，可能会由于气味的升降浮沉，寒热温凉各不相同，彼此的功能相互抵消或加强，甚至产生毒副作用。所以，制作药膳也是需要科学指导的。

药膳所用器具和火候

首先，制作药膳时需要精选烹饪用具，因为注意不同材质餐具对人体健康有不同的影响。例如，竹木餐具本身没有毒性，但是容易被微生物污染，使用时应清洗干净；涂上油漆的竹木餐具对人体十分有害，不宜用来进餐；塑料餐具有美观耐用的功能，品种也很多，但是其中含有致癌物质，长期使用会诱发癌变；铁质餐具可用来烹饪，但不可以用来盛放食用油类；不锈钢餐具具有耐腐蚀性、耐高温的性能，对人体无害，但久用也可能生锈等。另外，像铝制、铜制餐具如操作不当均可能对人体造成伤害，这里就不再赘述。

一般家庭常用的药膳烹调方法有炖、蒸、煮、炒、焖、炸等，但以炖、蒸、煮、焖为主要方法和最佳方法。从烹调原料的质地和性味来看，轻清芳香者，如薄荷、紫苏叶、番茄、小茴香等多含挥发成分，烹调时间不宜过长，多采用爆炒、清炸、热焯等方法；味厚滋腻之品，如熟地、当归、鸡肉、牛肉等烹调时间宜长，多采用煨、炖、蒸的方法效果较好。

药膳的烹调方法是由其本身的特点以及个人的实用经验所确定的，与食疗食品的治疗需要、适应对象等均有密切的关系。当然，制作药膳时也要注意掌握好火候，这样才能烹制出功效显著、美味可口的药膳。通俗地讲需要根据不同材料的质地来适当改变火候。例如，原料质地老硬形体大，药性不容易溶出发挥的，要长时间用慢火烹制，使药性在较长时间的受热过程中，最大限度的溶解出有效成分以增加其功效；质地嫩而形体小者，可以用较短时间大火烹制。在烹制不同原料组成的药膳时，质地老硬难熟的原料要先投放，而质地嫩的要后投放。

药膳的制作方法

根据常用膳饮，可分为菜肴类、汤汁茶饮酒类、粥粉饭羹类、膏糖蜜糊类、糕饼糖果点心类。具体的制作方法在后面药膳方中将作详细介绍，这里概括介绍一些常用的烹调技术。

（炖） 将食物及其他原料同时下锅，注入清水，放入调味料，置于武火上烧开，撇去浮沫，再置文火上炖至熟烂的烹制方法。一般时间在2~3小时。

（蒸） 利用水蒸气加热的烹制方法。常用的蒸法有粉蒸、包蒸、封蒸、扣蒸、清蒸及汽锅蒸六种。将药物和食物经炮制加工后置于容器内，加好调味品，汤汁或清水，待水沸后上笼蒸熟，火候视原料的性质而定。其特点是温度高，可以超过100℃，可达120℃以上，加热及时，利于保持形状的完整。

（焖） 先将食物和药物用油炝加工后，改用文火添汁焖至酥烂的烹制方法。其法所制食品的特点是酥烂、汁浓、味厚。如砂仁焖猪肚、参芪鸭条等的制作方法。

（煮） 将食物及其他原料一起放在多量的汤汁或清水中，先用武火煮沸，再用文火煮熟。适用于体小、质软类的原料，所制食品口味清鲜、色泽美观，煮的时间一般比炖的时间短。

（熬） 将食物经初加工后，放入锅中，加入清水，用武火烧沸后改用文火熬至汁稠黏烂的烹制方法。熬的时间比炖的时间更长，一般在3小时以上。多适用烹制含胶质重的原料，所制食品汁稠味浓，如冰糖银耳汤、乌龟百合红枣汤等。

（炒） 将经加工后的食物，放入加热后的油锅内翻炒的烹制方法。炒的方法一般分为四种，即生炒、熟炒、滑炒、干炒。炒时先烧热锅，用油滑锅后，再注入适量的油，油烧热后下入原料用手勺或铲翻炒，动作要敏捷，断生即好，有些直接可以食用的味美色鲜的药物也可以同食物一起炒成。而芳香性的药物大多在临起锅时勾芡加入，以保持其气味芬芳。其特点是烹制时间短，汤汁少，成菜迅速，鲜香入味，或滑嫩或香脆。

（拌） 将药膳原料的生料或已凉后的熟料加工切制成一定形状，再加入调味品拌合制成。拌法简便灵活，用料广泛，易调口味。其特点是清凉爽口、理气开胃，有生拌、熟拌、温拌、凉拌几种不同方式。

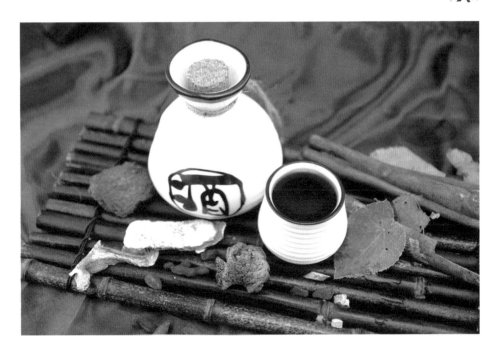

将原料浸入调味卤汁中，或以调味品拌匀，腌制一定时间以排除原料内部的水分，使原料入味。其特点是清脆鲜嫩、浓郁不腻，有盐腌、酒腌、糟腌等几种不同的制法。

将药物与茶叶相配，置于杯内，冲以沸水，盖焖15分钟左右即可饮用。也可根据习惯加白糖、蜂蜜等；或将药物加水煎煮后滤汁当茶饮；或将药物加工成细末或粗末，分袋包装，临饮时以开水冲泡。亦可以白酒、黄酒为基料，浸泡或煎煮相应的药物，制成药酒。

主要用于面食的制作，包括和面、揉面、下药、上馅等工艺流程。

其他还有很多烹调方法，如扒、烩、氽、爆、煎、熘、卤、烧等，在此就不一一赘述。

药膳的注意事项

药膳的配伍禁忌

药膳好吃，但食用时还需要注意一些问题，由于药膳属于中医用药范畴，因此食疗中药同常用中药一样，各有其不同的性味，如前所述选料时药物和食物四气五味的选择。另外，在组成药膳方时，还要特别注意配伍禁忌。只有这样，美味诱人又有安全保障的药膳才会发挥作用。

药膳的配伍禁忌，无论是在古代还是现代都是十分严格的，现根据历代医学家的用药经验，简要介绍如下。

◎ 药物与药物的配伍禁忌

药膳的药物配伍禁忌，遵循中药学理论，一般参考"十八反"和"十九畏"。

"十八反"的具体内容是：甘草反甘遂、大戟、海藻、芫花；乌头反贝母、瓜蒌、半夏、白蔹、白及；藜芦反人参、沙参、丹参、玄参、苦参、细辛、芍药。

"十九畏"的具体内容是：硫磺畏朴硝，水银畏砒霜，狼毒畏密陀僧，巴豆畏牵牛，丁香畏郁金，川乌、草乌畏犀角，牙硝畏三棱，官桂畏赤石脂，人参畏五灵脂。

虽然药膳中所使用的药物不像方剂那样全面，也不是纯药物之间的组合，但是清楚地了解和掌握药物之间的配伍禁忌还是非常必要的，它可以最大程度地避免因随意搭配药物而产生的毒副作用，保护我们的身体健康。

◎ 药物与食物配伍忌讳

选择药膳时除了要考虑到药物之间的关系，还需注意所搭配的药品和食品是否合理。下面列举的一些药食配伍忌讳来源于古人的经验，现代研究虽尚不明确，但也值得我们重视。例如，猪肉反乌梅、桔梗、黄连、胡荽黄、百合、苍术；猪血忌地黄、何首乌；猪心忌吴茱萸；羊肉反半夏、菖蒲，忌铜、丹砂等。

此外，食物与食物的配伍也有一些忌讳，其现代研究虽还不充分，但在民间百姓常将它们作为搭配膳食的参考。例如，猪肉忌荞麦、豆酱、鲤鱼、黄豆；羊肉忌醋；鲫鱼忌芥菜、猪肝；猪血忌黄豆等。

药膳的忌口

吃中药要忌口，这是我们都知道的，俗话说："吃药不忌口，坏了大夫手"。因此，在食用药膳时，也需要忌口，比如避免食用一些可诱发疾病发作

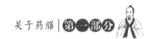

或加重延长病程的食物，有时还需配合药物治疗减少或禁食某些食物。简单而言药膳的忌口主要包括以下四类。

◎ **某种体质忌某类食物**

对人的体质而言，体质虚弱者宜补充不足，忌用发散、泻下之品；体质壮实者不宜过用温补；而偏阳虚者宜服温补药膳，忌食咸寒食品；偏阴虚者宜服滋阴药膳，忌用辛热食物。

◎ **某种病忌某类食物**

对五脏疾病而言，肝病忌辛味，肺病忌苦味，心、肾病忌咸味，脾、胃病忌甘酸；水肿忌盐、油煎、生冷等食物；骨病忌酸甘；胆病忌油腻；寒病忌瓜果；疮疖忌鱼虾；肝阳、肝风、癫痫、过敏、抽风病人忌食"发物"（即鱼、虾、蟹、猪头、酒、葱、韭等易动风、助火、生痰的食品）；头晕、失眠忌胡椒、辣椒、茶等。

◎ **某类病忌某种食物**

热性病宜用寒凉性药膳，忌用辛热之品；寒性病宜用温热性药膳，忌用咸寒食物。凡症见阴虚内热、痰火内盛、津液耗伤的病人，忌食姜、椒、羊肉之温燥发热饮食；凡外感未除、喉疾、目疾、疮疡、痧痘之后，忌食芥、蒜、蟹、鸡蛋等风动气之品；凡属湿热内盛之人，忌食饴糖、猪肉、酪酥、米酒等助湿生热之饮食；凡中寒脾虚、大病、产后之人，西瓜、李子、田螺、蟹、蚌等积冷损之饮食当忌之；凡各种失血、痔疮、孕妇等人忌食慈茹、胡椒等动血之饮食，妊娠禁用破血通经、剧毒、催吐及辛热、滑利之品。

◎ **服药后应忌食某些食物**

服发汗药忌食醋和生冷食物；服补药忌食用茶叶、萝卜。

药膳的服用剂量

药膳好吃又能治病，但需"饮食有节"，适量有恒，有的放矢，短期内不宜进食过多，不可操之过急，急于求成。应根据气候、时间、自身状况，按量服食，持之以恒，久之定能收效。

正确处理药疗与食疗的关系

无病者不必用药，但可适当食用某些保健养生药膳。尤其对禀赋不足、素体虚弱或年老者更为适宜。对患病者，特别是一些急重疑难病人，当用药治，并配合药膳治疗，可提高疗效。而在疾病康复期或对某些慢性病病人，用药膳调治则更为合适并常获良效；当然，这并不排除同时应用药物治疗。需要指出的是，药膳的治疗范围虽较药物治疗更为广泛，但其针对性和特效性远较药疗为差。若两者配合应用，相辅相成，有可能取得更好的效果。

　　总而言之，药膳并不能随便乱吃，食用时需要注意的问题很多，忽视药理，不根据实际的体质和状况乱吃就可能引起问题。

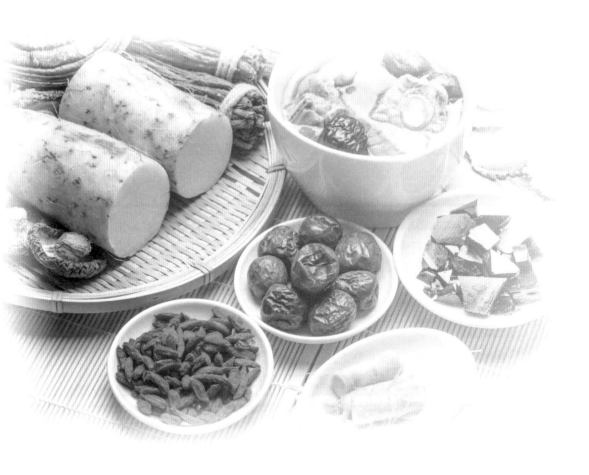

糖尿病食疗药膳

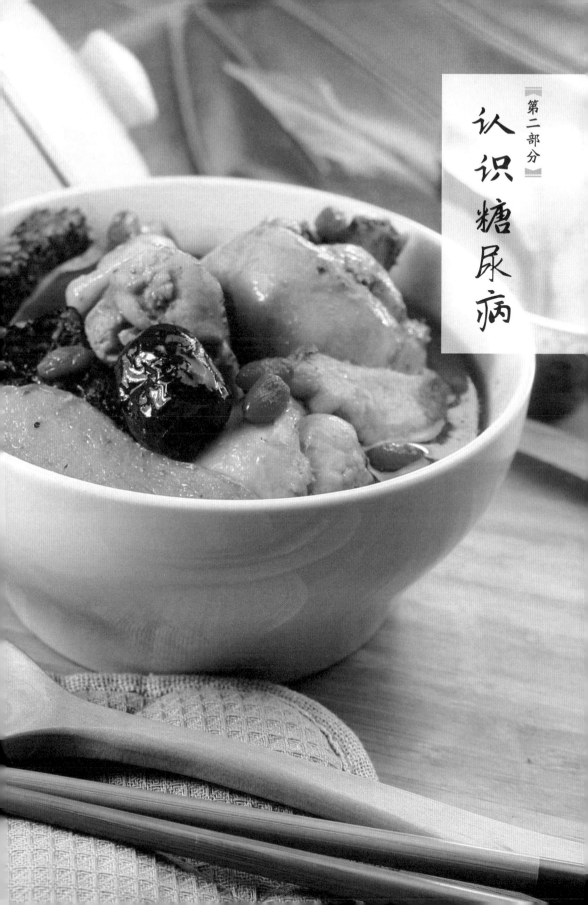

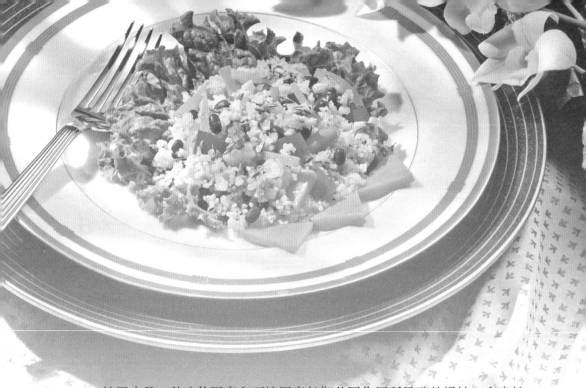

糖尿病是一种遗传因素和环境因素长期共同作用所导致的慢性、全身性、代谢性疾病，以血浆葡萄糖水平增高为特征，主要是因为体内胰岛素分泌不足或作用障碍引起的糖、脂肪、蛋白质代谢紊乱而影响正常生理活动的一种疾病。根据不同的病因、发病机制、症状特征分为1型糖尿病和2型糖尿病。

目前在我国，糖尿病已经成为继肿瘤、心血管病之后的第三大严重威胁人们健康的慢性疾病，实际已成为严重危害群众身心健康的重要公共卫生问题。

中西医对糖尿病病因和发病机制的认识

中医病因病机

糖尿病按临床表现，隶属于中医学中"消渴"范畴。所谓消渴中"消"是指消谷善饥、形体消瘦，"渴"则指口渴引饮、小便频数。随着临床实践的不断深入，中医理论日趋完善，从情志、饮食、劳伤、外感等方面认识病因。而且在病因引起的脏腑的病理变化认识到阴虚与燥热是消渴病的主旋律，两者互为因果，临床上表现出肺燥、胃热、肾虚的病理变化。

◎ 五脏柔弱的内在因素

肾精亏虚　五脏之中，肾为先天之本，其起主导作用，肾为元阴元阳之脏，水火之宅，其生理功能为主津液、藏精，五脏之精气皆藏于肾，五脏六

 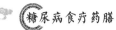

腑之津液均赖于肾精之濡养，五脏六腑之气皆赖于肾气之温煦；当先天不足，禀赋羸弱则出现一系列病理变化。由于真阴亏虚，孤阳无依，不能管束津液，直输膀胱而致小便频数，量多，浑浊黏腻如脂膏，尿有甜味。水谷精微不能濡养肌肤，形体消瘦虚弱。

阴虚阳亢　因肾阴久亏，阴精耗损，雷龙之火上炎，一发而不可遏制。火游于肺而上渴，火游于胃而中饥，火烁阴精阳强无制，阴不内守，而小便混浊如膏，真阴遂泄而成下消。

气阴两虚　由于五脏失于肾精濡养而柔弱，气阴俱虚；复因饮食不节，损伤脾胃，后天水谷精微生化不足；或内伤七情，郁怒肝火伤阴；或房劳失度，耗伤肾精肾气，或因外因六淫乘虚而入，久滞化热，更耗阴伤气等因素导致阴虚更甚而热愈盛，热愈盛则阴愈伤之恶性循环，终致消渴发病。

◎ 饮食不节、脾胃损伤

饮食失节长期过食肥甘，醇酒厚味，辛辣香燥，损伤脾胃，致脾胃运化失职，积热内蕴，化燥伤津，消谷耗液，发为消渴。《素问·奇病论》说："此肥美之所发也，此人必数食甘美而多肥也，肥者令人内热，甘者令人中满，故其气上溢，转为消渴。"

◎ 肝郁气滞的情志病变

情志失调长期过度的精神刺激，如郁怒伤肝，肝气郁结，或劳心竭虑，营谋强思等，以致郁久化火，火热内燔，消灼肺胃阴津而发为消渴。正如《临证指南医案·三消》说："心境愁郁，内火自燃，乃消症大病。"

◎ 劳逸失度、肾精亏虚

劳欲过度房室不节，劳欲过度，肾精亏损，虚火内生，则火因水竭益烈，水因火烈而益干，终致肾虚肺燥胃热俱现，发为消渴。如《外台秘要·消渴消中》说："房劳过度，致令肾气虚耗，下焦生热，热则肾燥，肾燥则渴。"

消渴病的病机主要在于阴津亏损，燥热偏盛，而以阴虚为本，燥热为标，两者互为因果，阴愈虚则燥热愈盛，燥热愈盛则阴愈虚。消渴病变的脏腑主要在肺、胃、肾，尤以肾为关键。三脏之中，虽可有所偏重，但往往又互相影响。

▲ 肺主气为水之上源，敷布津液

肺受燥热所伤，则津液不能敷布而直趋下行。随小便排出体外，故小便频数量多；肺不布津则口渴多饮。正如《医学纲目·消瘅门》说："盖肺藏气，肺无病则气能管摄津液之精微，而津液之精微者收养筋骨血脉，余者为溲。肺病则津液无气管摄，而精微者亦随溲下。"

▲ 胃为水谷之海，主腐熟水谷，脾为后天之本，主运化，为胃行其津液

脾胃受燥热所伤，胃火炽盛，脾阴不足，则口渴多饮，多食善饥；脾气虚不能转输水谷精微，则水谷精微下流注入小便，故小便味甘；水谷精微不能濡养肌肉，故形体日渐消瘦。

▲ 肾为先天之本，主藏精而寓元阴元阳

肾阴亏虚则虚火内生，上燔心肺则烦渴多饮，中灼脾胃则胃热消谷，肾失濡养，开阖固摄失权，则水谷精微直趋下泄，随小便而排出体外，故尿多味甜。

消渴病虽有在肺、胃、肾的不同，但常常互相影响，如肺燥津伤，津液失于敷布，则脾胃不得濡养，肾精不得滋助；脾胃燥热偏盛，上可灼伤肺津，下可耗伤肾阴；肾阴不足则阴虚火旺，亦可上灼肺胃，终至肺燥胃热肾虚，故"三多"之证常可相互并见。

消渴病日久，则易发生以下两种病变：一是阴损及阳，阴阳俱虚。消渴虽以阴虚为本，燥热为标，但由于阴阳互根，阳生阴长，若病程日久，阴损及阳，则致阴阳俱虚。其中以肾阳虚及脾阳虚较为多见。二是病久入络，血脉瘀滞。消渴病是一种病及多个脏腑的疾病，影响气血的正常运行，且阴虚内热，耗伤津液，亦使血行不畅而致血脉瘀滞。血瘀是消渴病的重要病机之一，且消渴病多种并发症的发生也与血瘀密切有关。

西医学病因及发病机制

现代医学认为糖尿病的发病与以下几个原因相关。①遗传因素：糖尿病是遗传性疾病，遗传学研究表明，糖尿病发病率在血统亲属中与非血统亲属中有显著差异，前者较后者高出5倍。在糖尿病1型的病因中遗传因素的重要性为50%，而在糖尿病2型中其重要性达90%以上，因此引起糖尿病2型的遗传因素明显高于糖尿病1型。②精神因素：近十年来，中、外学者确认了精神因素在糖尿病发生、发展中的作用，认为伴随着精神的紧张、情绪的激动及各种应激状态，会引起升高血糖激素的大量分泌，如生长激素、去甲

肾上腺素、胰升糖素及肾上腺皮质激素等。③肥胖因素：目前认为肥胖是糖尿病的一个重要诱发因，约有60%~80%的成年糖尿病病人在发病前均为肥胖者，肥胖的程度与糖尿病的发病率呈正比，有基础研究材料表明：随着年龄增长，体力活动逐渐减少时，人体肌肉与脂肪的比例也在改变。自25岁至75岁，肌肉组织逐渐减少，由占体重的47%减少到36%，而脂肪由20%增加到36%，此系老年人，特别是肥胖多脂肪的老年人中糖尿病明显增多的主要原因之一。④长期摄食过多饮食过多而不节制，营养过剩，使原已潜在有功能低下的胰岛素β细胞负担过重，而诱发糖尿病。现在国内外亦形成了"生活越富裕，身体越丰满，糖尿病越增多"的概念。⑤妊娠：有关专家发现妊娠次数与糖尿病的发病有关，多次妊娠易使遗传因素转弱诱发糖尿病。⑥感染幼年型糖尿病与病毒感染有显著关系，感染本身不会诱发糖尿病，仅可以使隐形糖尿病得以外显。⑦基因因素：目前科学认为糖尿病是由几种基因受损所造成的：1型糖尿病——人类第六对染色体短臂上的HLA-D基因损伤；2型糖尿病——胰岛素基因、胰岛素受体基因、葡萄糖溶酶基因和线粒体基因损伤。

糖尿病的临床表现

1型糖尿病

发病急、常突然出现多尿、多饮、多食、消瘦明显。有明显的低胰岛素血症和高胰高糖素血症，临床易发生酮症酸中毒，合并各种急慢性感染。部分病人血糖波动大，经常发生高血糖和低血糖，治疗较困难，即过去所谓的脆性糖尿病。不少病人可突然出现症状缓解，部分病人也可恢复内源性胰岛素的分泌，不需要或仅需要很小剂量胰岛素治疗。缓解期可维持数月至2年。强化治疗可以促进缓解。复发后仍需胰岛素治疗。

2型糖尿病

多尿和多饮较轻，没有显著的多食，但疲倦、乏力、体重下降。病人多以慢性并发症而就诊，如视力下降、失明、肢端麻木、疼痛、心前区疼、心力衰竭、肾功衰竭等，更多的病人是在健康检查或因其他疾病就诊中被发现。

继发性糖尿病

多以原发病临床表现为主。

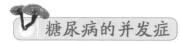

糖尿病的并发症

因长期血糖增高，大血管、微血管受损并危及心、脑、肾、周围神经、眼、足等，糖尿病的并发症高达100多种，是目前已知并发症最多的一种疾病。常见的有急性严重代谢紊乱（糖尿病酮症酸中毒、高渗高血糖综合征等）；感染性疾病；慢性并发症（糖尿病肾病、糖尿病眼病、糖尿病周围神经病变、糖尿病足、糖尿病牙周病等）。

糖尿病酮症酸中毒

是指糖尿病病人在各种诱因的作用下胰岛素不明显增加，升糖激素不适当升高，造成糖、蛋白质、脂肪以至于水、电解质、酸碱平衡失调而导致高血糖、高血酮、酮尿脱水、电解质紊乱、代谢性酸中毒等症候群，是糖尿病最常见的急性并发。临床以发病急、病情重、变化快为特点。在胰岛素应用于临床之前，本症是糖尿病死亡的主要原因。随着糖尿病知识的普及与胰岛素的广泛应用，发病率已明显下降。

高渗高血糖综合征

是糖尿病急性代谢紊乱的另一临床类型，是因高血糖引起的血浆渗透压升高、严重脱水和进行性意识障碍、无显著的酮症酸中毒，常伴有不同程度的神经系统表现的临床综合征。多见于老年2型糖尿病病人，好发年龄为50~70岁，约有2/3病人于发病前无糖尿病史或仅有轻度症状。本病的死亡率很高，因此及早发现，及时抢救最为重要。

糖尿病肾病

是临床常见和多发的糖尿病并发症，是糖尿病最严重的并发症之一。糖尿病肾病为糖尿病主要的微血管并发症，主要指糖尿病性肾小球硬化症，一种以血管损害为主的肾小球病变。早期多无症状，血压正常或偏高。其发生

 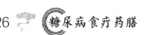

率随着糖尿病的病程延长而增高。糖尿病早期肾体积增大，肾小球滤过率增加，呈高滤过状态，以后逐渐出现间隙蛋白尿或微量白蛋白尿，随着病程的延长出现持续蛋白尿、水肿、高血压、肾小球滤过率降低，进而出现肾功能不全、尿毒症，是糖尿病主要的死亡原因之一。

糖尿病眼病

包括糖尿病视网膜病变、糖尿病性青光眼、糖尿病性白内障、糖尿病角膜病变、糖尿病虹膜新生血管病变以及视神经病变等，均可导致糖尿病病人失明。其中糖尿病视网膜病变、糖尿病性青光眼、糖尿病性白内障的患病率显著高于同龄非糖尿病人，视网膜病变是糖尿病病人失明的主要原因。

糖尿病性周围神经病

是糖尿病最常见的并发症之一，临床颇常见。可呈对称性复发性神经病、单神经病或复发性单神经病，可累及感觉、运动和自主神经，多以感觉性症状为主。其多半发生于中年以后，血糖控制不佳或病程较长者，也有少数病人以神经病变为首发症状，病变以下肢发生最早、最常见。

糖尿病足

是指糖尿病病人由于合并神经病变及各种不同程度末梢血管病变而导致下肢感染、溃疡形成和（或）深部组织的破坏。在临床上，由于糖尿病病人由于长期受到高血糖的影响，下肢血管硬化、血管壁增厚、弹性下降，血管容易形成血栓，并集结成斑块，而造成下肢血管闭塞、支端神经损伤，从而造成下肢组织病变。而"足"离心脏最远，闭塞现象最严重，从而引发水肿、发黑、腐烂、坏死，形成脱疽。糖尿病足是导致糖尿病病人致残死亡的主要原因之一。

糖尿病的诊断

糖尿病症状

典型症状（包括多饮、多尿和不明原因的体重下降）加上以下任意一项。

● 糖化血红蛋白≥6.5%*。

● 空腹血浆葡萄糖血糖（FPG）≥7.0毫摩尔/升，空腹定义为至少8小时内无热量摄入*。

● 口服糖耐量试验时2小时血浆葡萄糖血糖≥11.1毫摩尔/升*。

● 任意时间血浆葡萄糖血糖≥11.1毫摩尔/升。

*在无明确高血糖时，应通过重复检测来证实。

糖尿病高危人群的诊断

◆ 年龄≥45岁；体重指数（BMI）≥24者；以往有IGT或IF克者；或糖化血红蛋白位于5.7%~6.5%之间。

◆ 有糖尿病家族史者。

◆ 有高密度脂蛋白胆固醇（HDL）低（＜0.9毫摩尔/升）和（或）甘油三酯（＞2.8毫摩尔/升）者。

◆ 有高血压（成人血压≥140/90毫米汞柱）和（或）心脑血管病变者。

◆ 年龄≥30岁的妊娠妇女有妊娠糖尿病史者；曾有分娩大婴儿（≥4千克）；有不能解释的滞产者；有多囊卵巢综合征的妇女。

◆ 常年不参加体力活动。

◆ 使用如糖皮质激素、利尿剂等。

糖尿病高危人群至少每年2次查胰岛功能（C肽分泌试验），早诊早治。

糖尿病的治疗

宣传教育

由于约有半数以上的早期病人并无症状或症状轻微，常不能及时确诊和

 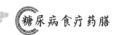

得到防治，因而要大力开展糖尿病宣传教育，让已确诊的病人了解糖尿病并逐渐熟悉饮食，运动，用药和尿糖、血糖监测等基本措施的综合治疗原则，配合医务人员提高控制质量；让年龄在50岁以上的对象，尤其是前述高危对象，每年做一次餐后2小时的血糖筛选检查，医学教育网搜集整理使无症状的病人尽多尽早得到确诊和防治。

教育内容中尚需包括长期坚持饮食治疗的重要意义，尿糖和血糖仪检测方法，必须注意胰岛素治疗者，还应学会无菌注射法，低血糖反应及初步处理等。教育活动可采用开学习班、座谈会、观看幻灯片、录像带，科技电影或甚而个别谈心。

🍇 饮食治疗

适当节制饮食可减轻B细胞负担，对于年长、体胖而无症状或少症状的轻型病例，尤其是血浆胰岛素空腹时及餐后不低者，往往为治疗本病的主要疗法。饮食中必须含有足够营养料及适当的糖、蛋白质和脂肪的分配比例。根据病人具体需要和生活习惯等估计如下。

🦵 应用简单公式算出标准体

标准体重（千克）=身高（厘米）−105

🦵 根据标准体重及工作性质，估计每日所需总热量

休息者每日每公斤体重给予热量0.1~0.13兆焦（25~30千卡）、轻体力劳动者0.13~0.15兆焦（30~35千卡）、中度体力劳动者0.15~0.17兆焦（35~40千卡）、重度体力劳动者0.17兆焦（40千卡）以上。儿童（0~4岁），每日每公斤体重0.2兆焦（50千卡）、孕妇、乳母、营养不良者及消耗性疾病者应酌情增加，肥胖者酌减，可减至每日5兆焦（1200千卡），使病人体重下降到正常标准5%以下，常可使本病得到满意控制。

🦵 食物中糖、蛋白质、脂肪分配比例（按热量计）

✿ 蛋白质按成人每日每公斤标准体重0.8~1.2克（平均1.0克）计算，约占总热量的15%~20%。孕妇、乳母、营养不良及有消耗性疾病者可酌加至1.5克左右，视需要而定。

※ 从总热量减去蛋白质所供热量为糖及脂肪的热量，脂肪量可根据体征、血脂高低及饮食习惯等需要而定，约每日每千克标准体重0.6~1.0克，占总热量的30%~35%以下。其余为糖类，占总热量的50%~65%。按我国人民生活习惯，常用的主食量（碳水化合物）250~400克/天，糖尿病人可进食200~350克或更多，脂肪量约为40~60克。如肥胖病人，尤其有血脂蛋白过高者或有冠心病等动脉粥样硬化者，脂肪摄入量宜适当控制于总热量的30%以下。如血胆固醇过高或为高脂蛋白血症2型，每日胆固醇摄入量应低于300毫克，如甘油三酯过高或为高脂蛋白血症Ⅳ型者则宜限总热量及糖和脂肪摄入量。所用脂肪以不饱和脂肪酸为宜。完全休息的病人主食200~250克（米饭或面食）、轻体力劳动者250~300克，中体力劳动者300~400克，重体力劳动者400~500克以上。

热量分布

三餐热量分布大概为1/5、2/5、2/5，或分成四餐，1/7、2/7、2/7、2/7，可按病人生活习惯及病情控制情况调整，如用药后有饥饿感或濒于发生低血糖者可按病情稍进食或减少药量。

随访时调整

在长期疗程中宜根据尿糖、血糖、糖化血红蛋白、体重及症状等控制具体病情随访观察疗效，且按具体情况调节饮食量。肥胖者经限制进食最后体重渐下降，组织对胰岛素的敏感性恢复而血糖及血脂均可下降，故对于肥胖的2型病者饮食控制常为较有效治法，常常不需药物治疗便可控制血糖。消瘦病人则可根据体重等情况于随访中适当增加进食量。

粗纤维饮食

可减慢糖等吸收，减低血糖血脂等。国外采用Guar、果胶（Pectin）等，国内试用海生植物、玉米梗叶等，初见成效。且可通便，减轻便秘等。

运动锻炼

参加适当的文娱活动、体育运动和体力劳动，可促进糖的利用、减轻胰岛负担，为本病有效疗法之一。除非病人有酮症酸中毒、活动性肺结核、严重心血管病等并发症，否则糖尿病病人不必过多休息。对2型肥胖病人，尤宜鼓励运动与适当体力劳动。但须避免过度疲劳和神经紧张的体育比赛，以免兴奋交感神经及胰岛α细胞等，引起糖原分解和糖异生，导致血糖升高。可以进行运动锻炼的病人每周至少锻炼5~6次，每次约半小时左右，锻炼时合适的心率每分钟约为170减去年龄的余数。锻炼后应有舒畅的感觉。

西药治疗

口服抗糖尿病药物

·磺酰脲类　目前国内较多选用格列齐特、格列吡嗪和格列本脲等第二代药物。磺酰脲类的降血糖作用机理可分胰内胰外两部分：胰内刺激B细胞释放胰岛素，胰外强化胰岛素与其受体结合促进糖的利用。

·双胍类　本类药物不刺激胰岛素B细胞，对正常人几乎无作用，而对糖尿病人降血糖作用明显。其不影响胰岛素分泌，通过促进外周组织摄取葡萄糖，抑制葡萄糖异生，降低肝糖原输出，延迟葡萄糖在肠道吸收，由此达到降低血糖的作用。常用药物有苯乙双胍、二甲双胍。

·α-葡糖苷酶抑制剂　主要通过竞争抑制小肠黏膜刷膜内的α-葡糖苷酶，延迟蔗糖、糊精，麦芽糖等多糖分解为单糖并在肠道的吸收，因此主要降低餐后高血糖和缓解高胰岛素血症。本类药物类被应用者为阿卡波糖等。

·噻唑烷二酮类药物　通过提高靶组织对胰岛素的敏感性，提高利用胰岛素的能力，改善糖代谢及脂质代谢，能有效降低空腹及餐后血糖，单独使用不引起低血糖，常与其他类口服降糖药合用，产生明显的协同作用。常用药物有罗格列酮。

·格列奈类药物　新型的胰岛B细胞介导的促胰岛素分泌剂，具有抗高血糖活性，可调节餐时血糖，又称为餐时血糖调节剂，可良好的控制24小时血糖水平。常用药物有瑞格列奈、那格列奈。

胰岛素

胰岛素可防治急性并发症、纠正代谢紊乱、提高抵抗力、防止各种感染、改善营养、促进小儿生长等；如采用胰岛素强化治疗，严格控制高血糖症，对在微血管和大血管基础上发生的多种慢性并发症也有肯定的防治效果。凡1型病者尤其是青少年、儿童、消瘦或营养不良者依赖胰岛素为生，一旦停用或中断，势必发生酮症威胁生命，故必须长期终身补充；但2型糖尿病病人经饮食及口服降糖药不能控制时，亦须长期补充胰岛素，以期较好控制症状及高血糖等。

中药治疗

治疗原则

本病的基本病机是阴虚为本，燥热为标，故清热润燥、养阴生津为本病的治疗大法。《医学心悟·三消》说："治上消者，宜润其肺，兼清其胃"；"治中消者，宜清其胃，兼滋其肾"；"治下消者，宜滋其肾，兼补其肺"，可谓深得治疗消渴之要旨。由于本病常发生血脉瘀滞及阴损及阳的病变，以及易并发痈疽、眼疾、劳嗽等症，故还应针对具体病情，及时合理地选用活血化瘀、清热解毒、健脾益气、滋补肾阴、温补肾阳等治法。

分证论治

上消　肺热津伤

【症状】烦渴多饮，口干舌燥，尿频量多，舌边尖红，苔薄黄，脉洪数。治法：清热润肺，生津止渴。

【方药】消渴方。方中重用天花粉以生津清热，佐黄连清热降火，生地黄、藕汁等养阴增液，尚可酌加葛根、麦冬以加强生津止渴的作用。若烦渴不止，小便频数，而脉数乏力者，为肺热津亏，气阴两伤，可选用玉泉丸或二冬汤。玉泉丸以人参、黄芪、茯苓益气，天花粉、葛根、麦冬、乌梅、甘草等清热生津止渴。二冬汤重用人参益气生津，天冬、麦冬、天花粉、黄芩、知母清热生津止渴。

中消　胃热炽盛

【症状】多食易饥，口渴，尿多，形体消瘦，大便干燥，苔黄，脉滑实有力。

【治法】清胃泻火，养阴增液。

 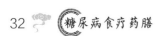 糖尿病食疗药膳

【方药】玉女煎。方中以生石膏、知母清肺胃之热，生地黄、麦冬滋肺胃之阴，川牛膝活血化瘀，引热下行。可加黄连、栀子清热泻火。大便秘结不行，可用增液承气汤润燥通腑、"增水行舟"，待大便通后，再转上方治疗。方中以生石膏、知母清肺胃、除烦热，人参益气扶正，甘草、粳米益胃护津，共奏益气养胃、清热生津之效。对于病程较久，以及过用寒凉而致脾胃气虚，表现口渴引饮，能食与便溏并见，或饮食减少，精神不振，四肢乏力，舌淡，苔白而干，脉弱者，治宜健脾益气、生津止渴，可用七味白术散。方中用四君子汤健脾益气，木香、藿香醒脾行气散津，葛根升清生津止渴。《医宗金鉴》等书将本方列为治消渴病的常用方之一。

下消　肾阴亏虚

【症状】尿频量多，混浊如脂膏，或尿甜，腰膝酸软，乏力，头晕耳鸣，口干唇燥，皮肤干燥、瘙痒，舌红苔，脉细数。

【治法】滋阴补肾，润燥止渴。

【方药】六味地黄丸。方中以熟地滋肾填精为主药；山萸肉固肾益精，山药滋补脾阴、固摄精微，该二药在治疗时用量可稍大；茯苓健脾渗湿，泽泻、丹皮清泄肝肾火热，共奏滋阴补肾，补而不腻之效。阴虚火旺而烦躁，五心烦热，盗汗，失眠者，可加知母、黄柏滋阴泻火。尿量多而混浊者，加益智仁、桑螵蛸、五味子等益肾缩泉。气阴两虚而伴困倦，气短乏力，舌质淡红者，可加党参、黄芪、黄精补益正气。

阴阳两虚

【症状】小便频数，混浊如膏，甚至饮一溲一，面容憔悴，耳轮干枯，腰膝酸软，四肢欠温，畏寒肢冷，阳痿或月经不调，舌苔淡白而干，脉沉细无力。

【治法】温阳滋阴，补肾固摄。

【方药】金匮肾气丸。方中以六味地黄丸滋阴补肾，并用附子、肉桂以温补肾阳。本方以温阳药和滋阴药并用，用附子、肉桂之辛热，壮其少火，灶底加薪，枯笼蒸溽，稿禾得雨，生意维新。对消渴而症见阳虚畏寒的病人，可酌加鹿茸粉0.5克，以启动元阳，助全身阳气之气化。本证见阴阳气血俱虚者，则可选用鹿茸丸以温肾滋阴，补益气血。上述两方均可酌加覆盆子、桑螵蛸、金樱子等以补肾固摄。

消渴多伴有瘀血的病变，故对于上述各种证型，尤其是对于舌质紫暗，或有瘀点瘀斑，脉涩或结或代，及兼见其他瘀血证候者，均可酌加活血化瘀的方药。如丹参、川芎、郁金、红花、山楂等，或配用降糖活血方。方中用丹参、川芎、益母草活血化瘀，当归、赤白芍养血活血，木香行气导滞，葛根生津止渴。

消渴容易发生多种并发症，应在治疗本病的同时，积极治疗并发症。白内障、雀盲、耳聋，主要病机为肝肾精血不足，不能上承耳目所致，宜滋补肝肾，益精补血，可用杞菊地黄，丸或明目地黄丸。对于并发疮毒痈疽者，则治宜清热解毒，消散痈肿，用五味消毒饮。在痈疽的恢复阶段，则治疗上要重视托毒生肌。

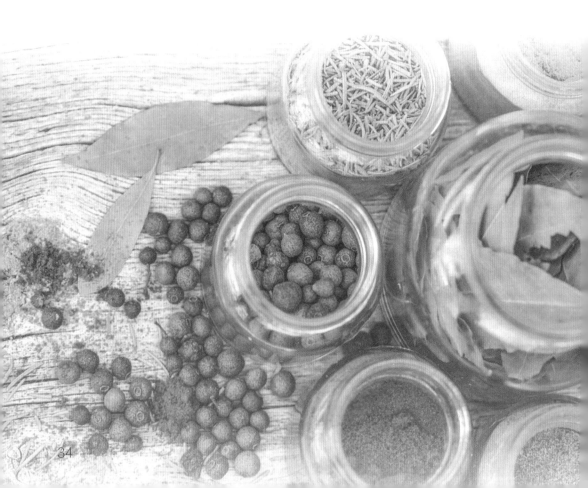

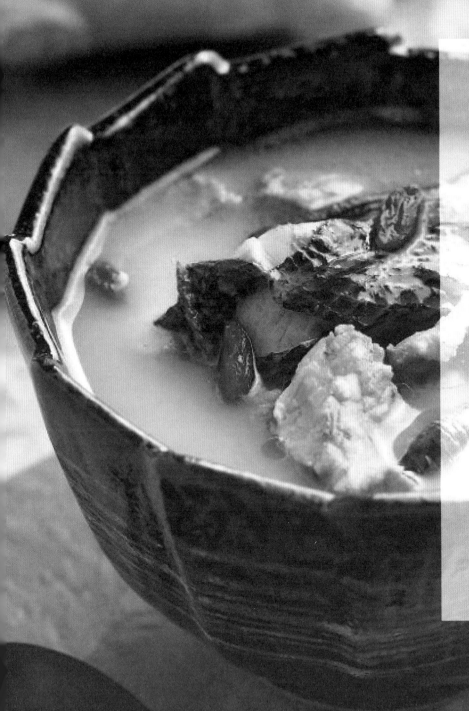

第三部分

糖尿病食疗药膳常用药材

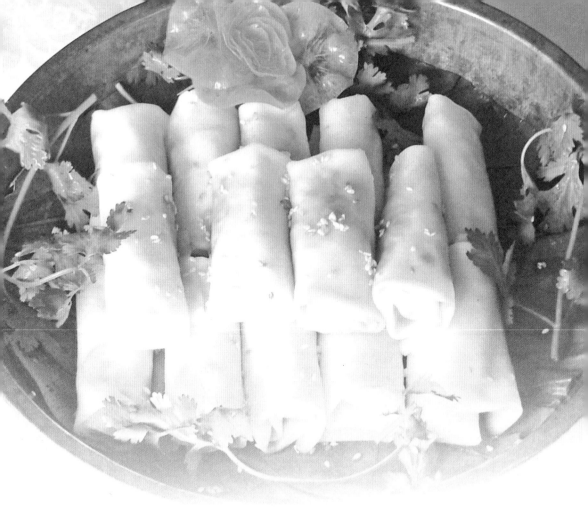

果实、种子类

薏苡仁

『来　　源』为禾本科多年生草本植物薏苡的成熟种仁。

『性味归经』甘、淡、微寒。归脾、胃、肺经。

『功能主治』利水渗湿，健脾，除痹，清热排脓。主治水肿，脚气，小便不利，脾虚泄泻，湿痹拘挛，肺痈，肠痈；扁平疣。

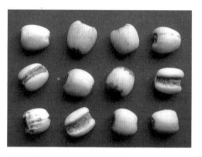
薏苡仁

呈宽卵形或长椭圆形，长4~8毫米，宽3~6毫米。表面乳白色、光滑、偶有残存的淡棕色种皮。一端钝圆、另端较宽而微凹，有1淡棕色点状种脐。背面圆凸，腹面有1条较宽而深的纵沟。质坚实，断面白色、粉性。气微，味微甜。

⚠ **注意事项** 清利湿热宜生用，健脾止泻宜炒用。本品力缓，用量宜大。除入汤剂、丸散外，亦可作粥食用，为食疗佳品。

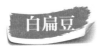

白扁豆

『来　　源』清利湿热宜生用，健脾止泻宜炒用。本品力缓，用量宜大。除入汤剂、丸散外，亦可作粥食用，为食疗佳品。

『性味归经』甘，微温。归脾、胃经。

『功能主治』健脾化湿，消暑和中。主治脾胃虚弱，食欲不振，食少便溏，白带过多，暑湿吐泻，胸闷腹胀；食物中毒的呕吐。

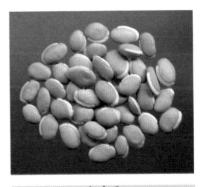

白扁豆

种子呈扁椭圆形或扁卵圆形，长0.8~1.3厘米，宽0.6~0.9厘米，厚约0.7厘米。表面淡黄色或淡黄色。平滑，略有光泽。一端有隆起的白眉状种阜。质坚硬，种皮薄而脆。内有肥厚子叶2片，黄白色。气微，味淡，嚼之有豆腥气。

⚠ **注意事项** 健脾止泻宜炒用、消暑解毒宜生用。含有毒性蛋白，生用有毒。

车前子

『来　　源』为车前科多年生草本植物
车前或平车前的成熟种子。

『性味归经』甘，寒。归肾、肝、肺经。

『功能主治』利尿通淋，渗湿止泻，清
肝明目，清肺化痰。主治水肿，淋证，暑湿
泄泻，目赤涩痛，目暗昏花，痰热咳嗽；原
发性高血压。

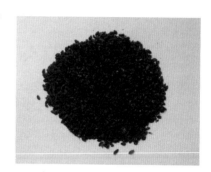
车前子

选购提示

大粒车前　种子呈椭圆形或不规则长圆形、稍扁、长2毫
米，宽1毫米。表面淡棕色至黑棕色。放大镜下观察，全体微有细皱纹、种脐淡黄色，
椭圆凹窝状。气微，味带黏液性，其水煎液呈强黏稠性。

小粒车前　种子呈椭圆形或不规则的长圆形，稍扁，长1~1.5毫米，宽
不足0.5毫米，其余与上种相似。

⚠ **注意事项**　宜布包。

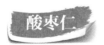
酸枣仁

『来　　源』为鼠李科落叶灌木乔木植
物酸枣的成熟种子。

『性味归经』甘、酸，平。归心、肝、
胆经。

『功能主治』养心安神，益肝，敛汗。
主治虚烦失眠，惊悸多梦，体虚多汗。

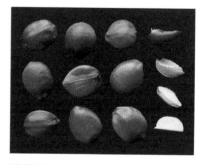
酸枣仁

酸枣仁呈扁圆形或扁椭圆形，长5~9毫米，宽5~7毫米，厚约3毫米。表面紫红色或紫褐色，平滑有光泽，有时显裂纹。一面较平坦、中央有一条隆起的纵线纹；另一面微隆起，边缘略薄。质坚硬，破开后内有种仁，淡色，带滑腻性。气微，味微苦。

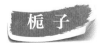

栀 子

〖来　源〗为茜草科常绿灌木植物栀子的成熟果实。

〖性味归经〗苦，寒。归心、肝、肺、胃、三焦经。

〖功能主治〗泻火除烦，清热利湿，凉血解毒，消肿止痛。主治热病心烦，躁扰不宁，高热烦躁，神昏谵语，黄疸尿赤，热淋涩痛，血热吐衄，目赤肿痛，火毒疮疡；外治扭挫伤痛。

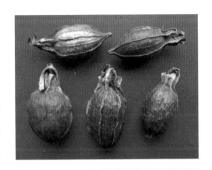

栀子

选购提示

本品呈长卵形或椭圆形，长1.5~3.5厘米，直径1~1.5厘米。表面黄红色或棕红色，具6条翅状纵棱，棱间常有一条明显的纵脉纹，并有分枝。顶端残存萼片，基部稍尖，有残留果梗。果皮薄而脆，略有光泽；内表面色较浅，有光泽，具2~3条隆起的假隔膜。种子多数，扁卵圆形，集结成团，深红色或红黄色，表面密具细小疣状突起。气微，味微酸而苦。

⚠ **注意事项**　本品苦寒伤胃，脾虚便溏者不宜用。止血宜炒用，泻火宜生用。

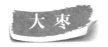

连 翘

〖来　　源〗为木犀科落叶灌木连翘的果实。

〖性味归经〗苦，微寒。归肺、心、胆经。

〖功能主治〗清热解毒，消肿散结，疏散风热。主治痈肿疮毒，痰核瘰疬，外感风热，温病初起，热淋涩痛等。

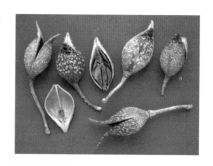

连翘

选购提示

干燥的果实的呈长卵形，长1.5~2厘米，直径0.6~1厘米。顶端尖，基部有小柄，或已脱落。表面有不规则的纵皱纹及多数凸起的小斑点，两侧各有一条明显的纵沟。青翘多不开裂，绿褐色，表面凸起的灰白色小斑点较少，种子多数，细长，一侧有翅，黄绿色。老翘自尖端开裂，或裂或两瓣，表面棕黄色或红棕色，内表面多为浅黄棕色，种子棕色，多已脱落。气微香，味苦。

⚠ **注意事项**　脾胃虚寒及气虚脓清者不宜者。

大 枣

〖来　　源〗为鼠李科落叶乔木植物枣的成熟果实。

〖性味归经〗甘，温。归脾、胃经。

〖功能主治〗补中益气，养血安神，缓和药性。主治脾虚食少，乏力便溏，血虚萎黄，妇女脏躁，神志不安。

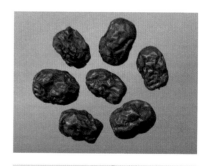

大枣

果实略呈卵圆形或椭圆形，长约2~3.5厘米，直径约1.5~2.4厘米。表面暗红色，带光泽，有不规则皱纹，果实一端有深凹窝，中具一短而细的果柄，另一端有一小突点。外果皮薄，中果皮肉质松软，如海绵状，黄棕色。果核纺锤形，坚硬，两端尖锐，表面暗红色。气微弱，味香甜。

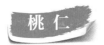

桃仁

〖来　源〗为蔷薇科落叶小乔木桃的成熟种子。

〖性味归经〗苦，甘，平。有小毒。归心、肝、大肠经。

〖功能主治〗活血祛瘀，润肠通便。主治经闭，痛经，产后瘀痛，癥瘕积聚，跌打损伤，肺痈，肠痈，肠燥便秘。

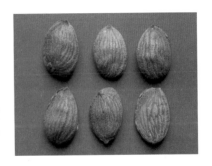

桃仁

桃仁　呈扁长卵形，长1.2~1.8厘米，宽0.8~1.2厘米，厚0.2~0.4厘米。表面黄棕色至红棕色，一端尖，中部膨大，另端钝圆稍偏斜，边缘较薄。尖端一侧有1短线形种脐，圆端合点处向上具多数凹脉纹。种皮薄，除去种皮，可见类白色子叶2片，富油性。气微，味微苦。

山桃仁　呈类卵圆形，较小而肥厚，长约0.9厘米，宽约0.7厘米，厚约0.5厘米。

⚠ **注意事项** 孕妇忌服，便溏者慎用，有毒，不可过量，过量可出现头痛、目眩、心悸，甚至呼吸衰竭而死亡。

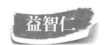

益智仁

〖来　源〗为姜科多年生草本植物益智的成熟果实。

〖性味归经〗辛，温。归肾、脾经。

〖功能主治〗暖肾固精缩尿，温脾止泻摄唾。主治肾虚遗尿，小便频数，遗精白浊，脾寒泄泻，腹中冷痛，口多涎唾。

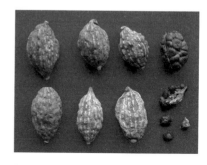

益智仁

选购提示

呈橄榄形或椭圆形，两端尖，长1~2厘米，径1~1.3厘米。表面棕色或灰棕色，有10数条维管束纵走隆起。果柄痕迹隐约可见，果皮薄而韧，与种子紧贴。种子团被隔膜分成三瓣，每瓣有种子6~11粒，成2或3行纵向排列。种子具钝棱，呈类圆形不规则块状，径约3毫米，棕色，有淡黄色的假种皮，腹面中央有稍凹陷的种脐。断面类白色，粉性。气香窜，味辛，微苦。

补骨脂

〖来　源〗为豆科一年生草本植物补骨脂的成熟果实。

〖性味归经〗辛、苦，温。归肾、脾经。

〖功能主治〗补肾助阳，固精缩尿，暖脾止泻，纳气平喘。主治阳痿，遗精，遗尿尿频，腰膝冷痛，肺肾虚喘，五更肾泻；外治白癜风，斑秃。

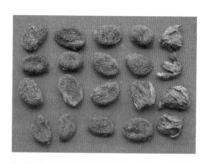

补骨脂

糖尿病食疗药膳

种子呈扁椭圆形，一侧微凹，略似肾状，长3~5毫米、直径2~4毫米，厚1.5毫米。一面黑棕色，粗糙具细网状皱纹，中央微凹。种脐为一突起的小点，位于凹侧的一端，合点位于另一端，微突起，种脊不显明，质微坚硬，不易破碎。破开后可见外种皮薄，不及1毫米，内种皮膜质灰白色。无胚乳，子叶肥厚，淡黄色至淡黄棕色，富含油脂，横切面可见子叶两片。胚根小，不甚显著。气微香，味苦。

核桃仁

『来　　源』为胡桃科落叶乔木胡桃成熟果实的核仁。

『性味归经』甘，温。归肾、肺、大肠经。

『功能主治』补肾，温肺，润肠。主治腰膝酸痛，遗精阳痿，虚寒喘咳，虚寒喘咳，肠燥便秘；尿路结石。

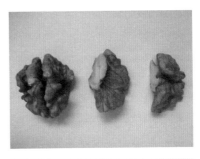

核桃仁

种仁多破碎成不规则的块状，完整者类球形，由二瓣种仁合成，皱缩多沟，凹凸不平。外被棕褐色薄膜状的种皮包围，剥去种皮显黄白色。质脆，子叶富油质。气微弱，子叶味淡，油样，种皮味涩。

⚠ **注意事项**　定喘嗽宜连皮用，润肠燥宜去皮用，排结石宜食油炸酥，捣如膏状服用。

枸杞子

『来　　源』为茄科落叶灌木植物宁夏枸杞的成熟果实。

『性味归经』甘，平。归肝、肾经。

『功能主治』滋补肝肾，益精明目。主治虚劳精亏，腰膝酸痛，眩晕耳鸣，内热消渴，血虚萎黄，视力减退，内障目昏。

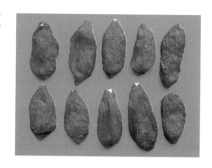

枸杞子

选购提示

西枸杞　为纺锤形或椭圆形的浆果，略压扁。长1.5~2厘米，直径4~8毫米。表面鲜红色至暗红色，具不规则的皱纹，略有光泽。一端有白色的凹点状的果柄痕。质柔软而滋润。内藏有种子25~50粒。种子扁平肾形，两面隆起，或一面凹下，长约2.5毫米，宽2毫米，厚约0.5毫米。表面土黄色，具微细的凹点，在凹入的一侧有显明的种脐。纵切面可见胚乳及弯曲的胚。气微，味甜。

津枸杞　为椭圆形或圆柱形的浆果，两端略尖，长1~1.5厘米，直径3~5毫米，表面鲜红色或暗红色，具不规则的皱纹，无光泽，质柔软而略滋润。果实内藏有种子20~30粒。种子形状与上种略同。气微，味甜。

女贞子

『来　　源』为木犀科常绿乔木植物女贞的成熟果实。

『性味归经』甘、苦，凉。归肝、肾经。

『功能主治』补肝肾阴，乌须明目。主治眩晕耳鸣，腰膝酸软，须发早白，目暗不明，视力减退，阴虚发热。

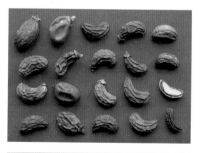

女贞子

呈椭圆形或倒卵形，长4~10毫米，直径3~4毫米。表面灰黑色，皱缩不平，基部常有宿萼及果柄残痕。外皮薄，中果皮稍疏松，内果皮木质黄棕色，呐有种子1~2枚。种子略呈肾形，红棕色，两端尖，破断面类白色，油性。气芳香，味甘而微苦涩。

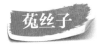

菟丝子

『来　　源』为旋花科一年生寄生缠绕草本植物菟丝子的成熟种子。

『性味归经』甘，温。归肝、肾、脾经。

『功能主治』补肾固精，养肝明目，止泻，安胎。主治肾虚腰痛，阳痿遗精，遗尿尿频，带下，目昏耳鸣，脾肾虚泻，胎动不安；外治白癜风。

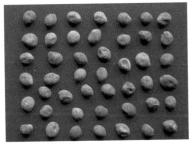

菟丝子

菟丝子　类圆形或卵圆形，两侧常凹陷，长径约1.5毫米，短径约1毫米。表面暗棕色或红棕色，微粗糙。在扩大镜下观察；表面有细密的深色小点，一端有淡色圆点，其中央有线形种脐。质坚硬，不易破碎，强压之不碎而被压扁。种皮剥去后，胚乳膜质套状，套于胚外，胚细长卷旋状。气无，味微苦涩。

大粒菟丝子　形状与上种相似，但较大，长径约3毫米，短径2~3毫米。在扩大镜下观察；表面有排列成不整齐的短线状斑纹。种皮剥去后，胚成套状，以水浸泡后成胶状。气无，味微涩。

山萸肉

『来　　源』为山茱萸科落叶小乔木植物茱萸的成熟果肉。

『性味归经』酸、涩，微温。归肝、肾经。

『功能主治』补益肝肾，涩精固脱。主治肝肾亏虚，头晕目眩，腰膝酸软，阳痿遗精，遗尿尿频，崩漏下血，月经过多，大汗欲脱，内热消渴。

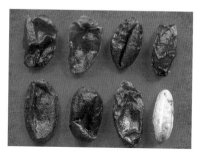

山萸肉

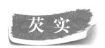

肉质果皮破裂，皱缩，不完整或呈扁筒状，长约1.5厘米，宽约0.5厘米。新货表面为紫红色，陈久则变为紫黑色皱缩。有光泽，基部有时可见果柄痕，顶端有一圆形的宿萼迹。肉质柔软不易碎。气无，味酸而涩苦。

⚠ **注意事项**　素有湿热，小便淋涩者，不宜应用。

芡 实

『来　　源』为睡莲科一年生水生草本植物芡的成熟种仁。

『性味归经』甘、涩，平。归脾、肾经。

『功能主治』益肾固精，健脾止泻，除湿止带。主治遗精滑精，遗尿尿频，脾虚久泻，白浊，带下。

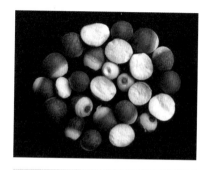

芡实

糖尿病食疗药膳

种子为类圆球形，直径1~1.5厘米。表面黄棕色或灰棕色，略平滑，一端有一长椭圆形，浅色的种脐，其近旁有一圆脐状的珠孔，外种皮极坚硬，打碎后，可见内有种仁。内种皮薄膜状，紧贴于胚乳之外表面呈棕紫色。体均呈白色，胚乳占种子的极大部分，白色，质坚硬，粉性。胚位于胚乳一端的凹陷处，极小。气无，味带粉性而淡。

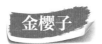

『来 源』为蔷薇科常绿攀援植物金樱子的成熟果实。

『性味归经』酸、涩，平。归肾、膀胱、大肠经。

『功能主治』固精缩尿，涩肠止泻。主治遗精滑精，遗尿尿频，崩漏带下，久泻久痢。

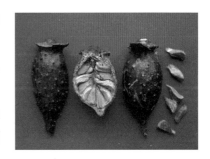

金樱子

呈倒卵形，略似花瓶，长2~3.5厘米，直径1~2厘米，外表暗棕红色，全身有尖起的刺状小点。果柄部分较细，中部膨大。宿萼端作喇叭口形，花萼残基多不完整，盘状，中央略突出，剥开外皮，内壁呈淡红黄色，内有30~40粒淡黄色的小瘦果，外包裹有淡黄色的绒毛，内有种子一枚。无臭，味甘酸，微涩。

五味子

『来　　源』为木兰科多年生落叶木质藤本植物五味子或华中五味子的成熟果实。

『性味归经』酸，甘，温。归肺、心、肾经。

『功能主治』敛肺滋肾，生津敛汗，涩精止泻，宁心安神。主治肺虚久咳，肺肾虚喘，津伤口渴，内热消渴，自汗盗汗，遗精滑精，久泻不止，心悸失眠，多梦健忘。

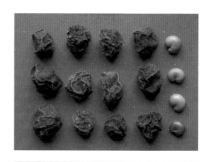
五味子

选购提示

北五味子　呈不规则的圆球形或扁球形，直径5~8毫米，外皮红色，紫红色或暗红色，皱缩，显油性，果肉柔软，内含种子1~2粒，呈肾形，表面棕黄色，有光泽，种皮硬而脆，较易破碎，种仁呈钩状，黄白色，半透明，富有油性。果肉气弱，味酸，种子破碎后，有略似花椒的香气，味辛，微苦。

南五味子　果实较小，直径4~8毫米。表面棕红色至暗棕色，干瘪、皱缩，果肉较薄，有时微有白色粉霜，果肉常紧贴种子上。种子较北五味子的种子略小，直径3~4毫米，表面黄棕色，微粗糙，种背部具有疣状突起。

⚠ **注意事项**　凡表邪未解，内有实热，咳嗽初起，麻疹初期，均不宜用。

黑芝麻

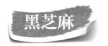

『来　　源』为胡麻科植物芝麻的成熟种子。

『性味归经』甘，平。归肝、肾、大肠经。

『功能主治』补肝肾，益精血，润肠燥。主治头晕眼花，耳鸣耳聋，须发早白，病后脱发，肠燥便秘。

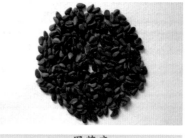
黑芝麻

呈扁卵圆形，长约3毫米，宽约2毫米。表面黑色，平滑或有网状皱纹。一端尖，有棕色点状种脐，另端圆。种皮薄，种仁（子叶）白色，富油性。气微，味甘，有油香气。

桑椹

〖来　源〗为桑科落叶灌木桑的果穗。

〖性味归经〗甘，寒。归肝、肾经。

〖功能主治〗滋阴补血，生津润燥。主治眩晕耳鸣，心悸失眠，须发早白，津伤口渴，内热消渴，肠燥便秘。

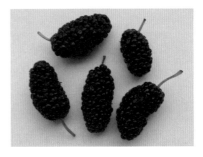

桑椹

果穗呈圆柱状，有的稍弯曲，长约1~2厘米。直径约6~8毫米。基部具总花柄，长约1~1.5厘米。表面土黄色至深棕色。果穗由30~60个瘦果紧密聚合而成，瘦果呈卵圆形或心脏形而稍扁，长2~5毫米，直径2毫米，厚约1毫米。外具膜质苞片4枚，表面淡棕色，光滑。胚乳白色，油质。气微，味酸。

覆盆子

〖来　源〗为蔷薇科落叶灌木植物华东覆盆子的成熟果实。

〖性味归经〗甘、酸，微温。归肝、肾经。

〖功能主治〗益肾，固精，缩尿。主治肾虚遗尿，小便频数，阳痿早泄，遗精滑精，目暗不明。

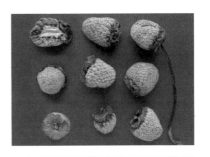

覆盆子

本品为聚合果，由多数小核果聚合而成，呈长圆锥形或偏圆锥形，长0.6~1.3厘米，直径0.5~1.2厘米。表面黄绿色或淡棕色，具有5~8条纵棱。顶端残留萼片，另一端稍尖，有果柄痕，果皮薄皮而脆，内表面呈红黄色，有光泽，具2~3条隆起的假隔膜，内有多数种子，黏结成团。种子扁圆形，深红色或红黄，密具细小疣状突起。浸入水中可使水染成鲜黄色。体轻，质硬。气微，味微酸涩。

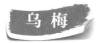

乌 梅

『来　源』为蔷薇科落叶乔木植物梅的近成熟果实。

『性味归经』酸、涩，平。归肝、脾、肺、大肠经。

『功能主治』敛肺止咳，涩肠止泻，安蛔止痛，生津止渴。主治肺虚久咳，久泻久痢，蛔厥腹痛，虚热消渴，崩漏下血；外治胬肉外突。

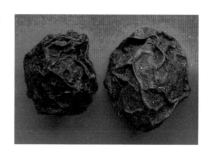

乌梅

呈扁圆形或不规则球形，直径1.5~3厘米。表面棕黑色至乌黑色，皱缩不平，一端有明显的圆脐。果肉质柔软，可剥离。核果坚硬，凹凸不平，棕黄色内含淡黄色种仁一粒。果肉稍有特异酸气及烟熏气，味极酸。

⚠ **注意事项**　外有表邪或内有实热积滞者均不宜服。

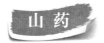

根、根茎类

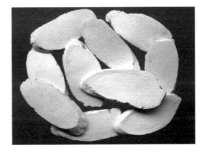

山药

〖来　　源〗本品为薯蓣科植物薯蓣的干燥根茎。

〖性味归经〗甘，平。归脾、肺、肾经。

〖功能主治〗补脾益胃，生津益肺，补肾涩精。用于脾虚食少、久泻不止，肺虚喘咳，肾虚遗精，带下，尿频，虚热消渴。

选购提示

本品略呈圆柱形，弯曲而稍扁，长15~30厘米，直径1.5~6厘米。表面黄白色或淡黄色，有纵沟、纵皱纹及须根痕，偶有浅棕色外皮残留。体重，质坚实，不易折断，断面白色，粉性。无臭，味淡、微酸，嚼之发黏。光山药呈圆柱形，两端平齐，长9~18厘米，直径1.5~3厘米。表面光滑，白色或黄白色。

⚠ **注意事项**　有实邪者忌用（如炎症、腹泻、大便干燥、腹胀）。不宜加碱煮食或久煮后食用。服糖皮质激素时不宜食用。

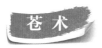

苍术

〖来　　源〗为菊科多年生草本植物茅苍术（茅术、南苍术）或北苍术的根茎。

〖性味归经〗辛、苦，温。归脾、胃经。

〖功能主治〗燥湿健脾，祛风，散寒，明目。主治湿温发热，胸腹胀满，泻泄，水肿，脚气痿躄，风湿痹痛，风寒表证，雀目夜盲。

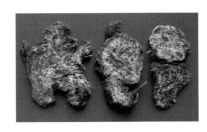

苍术

苍术　根茎呈不规则链珠状或结节状圆柱形，略弯曲，偶分枝。长3~10厘米，直径1~2厘米。表面灰棕色，有皱纹、横曲纹及残留须根。顶端具有残留茎基或茎痕。质地坚实，断面黄白色或灰白色，散在有多数橙黄色毛状结晶（起霜）。气香特异，味微甘、辛苦。

北苍术　根茎呈疙瘩状或结节状圆柱形。表面黑棕色，除去外皮者黄棕色。质较疏松，断面散有黄棕色油点。香气较淡，味辛、苦。

⚠ **注意事项**　阴虚内热、气虚多汗者忌服。

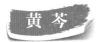

『来　源』为唇形科多年生草本植物黄芩的根。

『性味归经』苦，寒。归肺、胃、胆、大肠经。

『功能主治』清热燥湿，泻火解毒，凉血止血，除热安胎。主治湿温暑温，湿热痞闷，黄疸泻痢，肺热咳嗽，热病烦渴，痈肿疮毒，咽喉肿痛，血热吐衄，胎热不安。

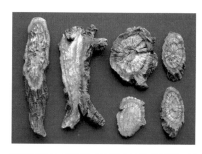

黄芩

根圆锥形，扭曲，长8~25厘米，直径1~3厘米，表面棕黄色或深黄色，有稀疏的疣状细根痕，上部较粗糙，有扭曲的纵皱或不规则的网纹，下部有须纹和细皱。质硬而脆，易折断，断面黄色，中间红棕色；老根中间呈暗棕色或棕黑色，朽片状或已成空洞。气微，味苦。饮片为横切的圆形薄片，厚约1毫米，表面黄绿色，形成层环明显、棕色、皮部暗黄绿色，木部黄色，导管群明显，排成不连续的环，中心黄棕色，腐片状，有时中空。

⚠ **注意事项**　本品苦寒伤胃，脾胃虚寒、食少便溏者不宜使用。

知 母

『来　　源』为百合科多年生草本植物知母的根茎。

『性味归经』苦、甘，寒。归肺、胃、肾经。

『功能主治』清热泻火，滋阴润燥。主治外感热病，高热烦渴，肺热咳嗽，阴虚燥咳，骨蒸潮热，阴虚消渴，肠燥便秘。

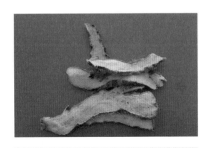

知母

选购提示

　　本品呈长条状，微弯曲，略扁，偶有分枝，长3~15厘米，直径0.8~1.5厘米。一端有浅黄色的茎叶残痕。表面黄棕色至棕色，上面有一凹沟，具紧密排列的环状节，节上密生黄棕色的残存叶基，由两侧向根茎上方生长；下面隆起而略皱缩，并有凹陷或突起的点状根痕。质硬，易折断，断面黄白色。气微，味微甜、略苦，嚼之带黏性。

⚠ **注意事项**　本品性寒质润，有滑肠之弊，故脾虚便溏者不宜用。

黄 连

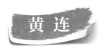

『来　　源』为毛茛科多年生草本植物黄连、三角叶黄连或云连的根茎。

『性味归经』苦，寒。归心、肝、胃、大肠。

『功能主治』清热燥湿，泻火解毒。主治胃肠湿热，泻痢呕吐，高热烦躁，痈疽疔毒，皮肤湿疮，耳目肿痛。

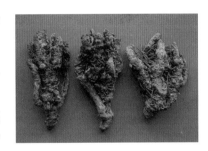

黄连

味连　多集聚成簇，常弯曲，形如鸡爪，习称"鸡爪黄连"，单枝根茎长3~6厘米，直径0.3~0.8厘米。表面灰黄色或黄褐色，粗糙，有不规则结节状隆起、须根及须根残基，有的节间表面平滑如茎杆，习称"过桥"。上部多残留褐色鳞叶，顶端常留有残余的茎或叶柄。质硬，断面不整齐，皮部橙红色或暗棕色，木部鲜黄色或橙黄色，呈放射状排列，髓部有时中空。气微，味极苦。

雅连　根茎多单枝或有2分枝，单枝稍弯曲，粗壮，长5~10厘米，直径0.3~1.2厘米；过桥较长。断面皮部暗棕色，木部深黄色，髓部多裂隙。

野黄　连根茎多单枝或有2分枝，单枝稍弯曲，结节紧接成连珠状，无光滑的过桥；顶端留有7~10厘米的叶柄。

云连　根茎多的单枝，稍弯曲，较细小，长2~5厘米，直径2~4毫米；节间明显，呈连珠状；表面棕黄色，少有过桥。质轻，易折断。

⚠ **注意事项**　外用适量。炒用降低寒性。姜汁炙用清胃止呕，酒炙清上焦火，猪胆汁炒泻肝胆实火。本品大苦大寒，过服久服易伤脾胃，脾胃虚寒者忌用。苦燥伤津，阴虚津伤者慎用。

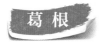

葛　根

『来　源』为豆科多年生落叶藤本植物野葛或甘葛藤的根。

『性味归经』甘、辛，凉。归脾、胃经。

『功能主治』解肌退热，透发麻疹，生津止渴，升阳举陷。主治外感表证，项背强痛，疹出不透，热病口渴，阴虚消渴，热泄热痢，脾虚泄泻。

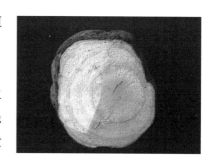

葛根

粉葛根 为圆柱形、类纺锤形或半圆柱形，长12~15厘米，直径4~8厘米，有的为纵切或斜切的厚片。表面黄白色或淡棕色，残余的外皮为灰棕色。横切面见由纤维形成的浅棕色同心性环纹，纵切见由纤维形成的数条纵纹。体重，质硬，富粉性，纤维性较弱。气微，味微甜。

野葛 为纵切的长方形厚片或小方块，长5~35厘米，厚0.5~1厘米。外皮淡棕色，从纵皱纹，粗糙，有的见横向皮孔及数条明显筋脉。切面粗糙，纤维性强。易纵向撕裂，纹理不明显。质韧，体轻，气微，味淡。

⚠ **注意事项** 退热生津宜生用，升阳止泻宜煨用。

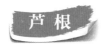

芦 根

〖来　　源〗为禾本科多年生草本植物芦苇的地下茎。

〖性味归经〗甘，寒。归肺、胃经。

〖功能主治〗清热生津，除烦止呕，利尿。主治热病伤津烦渴，胃热呕逆，肺热咳嗽，肺痈吐脓，热淋涩痛。

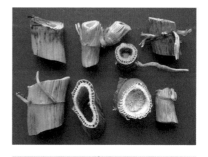

芦根

鲜芦根呈长圆柱状，有的略扁，长短不一，直径1~2厘米。表面黄白色，有光泽，外皮疏松可剥离。节呈环状，有残根及芽痕。体轻质韧，不易折断。断面黄白色，中空，壁厚1~2厘米，有小孔排列成环。无臭，味甘。干芦根呈扁圆柱形。节处较硬，节间有纵皱纹。

⚠ **注意事项** 脾胃虚寒者忌服。

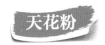
天花粉

[来　　源] 为葫芦科多年生宿根草质藤本植物栝蒌的干燥块根。

[性味归经] 甘、微苦，微寒。归肺、胃经。

[功能主治] 清热生津，清肺润燥，解毒消痈。主治热病烦渴，内热消渴，肺热燥咳，痈肿疮疡。

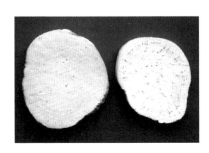

天花粉

选购提示

本品呈不规则的圆柱形、纺锤形或瓣块状，长8~16厘米，直径1.5~5.5厘米。表面黄白色或淡棕黄色，有纵皱纹、细根痕及略凹陷的横长皮孔，有的有黄棕色外皮残留。质坚实，断面白色或淡黄色，富粉性，横切面可见黄色木质部，略呈放射状排列，纵切面可见黄色条纹状木质部。无臭，味微苦。

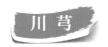
川芎

[来　　源] 为伞形科多年生草本植物川芎的根茎。

[性味归经] 辛，温。归肝、胆、心包经。

[功能主治] 活血行气，祛风止痛。主治月经不调，经闭痛经，产后瘀痛，癥瘕腹痛，胸胁刺痛，跌仆肿痛，头痛，风湿痹痛。

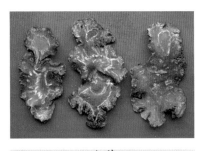

川芎

根茎为结节状拳形团块，直径1.5~7厘米。表面黄褐色至黄棕色，粗糙，皱缩，有多数平行隆起的轮节。上端有类圆形凹窝状茎痕，下侧及轮节上有多数细小瘤状根痕。质坚实，不易折断，断面黄白色或灰黄色，有波状环纹，全体散有黄棕色油点。香气浓郁而特殊，味苦、辛，微回甜，有麻舌感。

⚠ **注意事项** 凡阴虚火旺、多汗及月经过多者，应慎用。

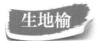

『来　　源』为蔷薇科多年生草本植物地榆或长叶地榆的根。

『性味归经』苦、酸，微寒。归肝、胃、大肠经。

『功能主治』凉血止血，解毒敛疮。主治便血，痔血，血痢，崩漏，外伤出血，水火烫伤，痈肿疮毒。

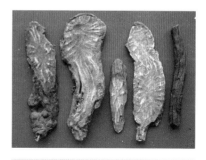

生地榆

根呈圆形或不规则的纺锤形，稍弯曲，长5~13厘米，直径0.5~2厘米。表面暗紫色或棕黑色、粗糙、具纵皱纹。质硬不易折断，断面粉红色或淡黄色，较平坦，或在皮部有絮状纤维，中心木部有不甚明显的放射状纹理。无臭，味微苦涩。

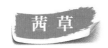

茜草

[来　源] 为茜草科多年生草本植物茜草的根及根茎。

[性味归经] 苦，寒。归肝经。

[功能主治] 凉血止血，化瘀，通经。主治血热吐衄，崩漏下血，血瘀经闭，跌打损伤，风湿痹痛。

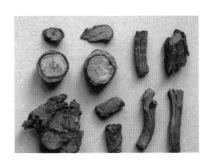

茜草

选购提示

根呈圆柱形，有的弯曲；完整的老根留有较粗的根头，长15~20厘米，直径1~1.5厘米；表面红褐色，有细皱纹及细根痕，有时皮部剥落而呈黄红色。质脆、易折断，断面粉红色，平坦。气微，味淡。

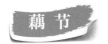

藕节

[来　源] 为睡莲科多年生水生植物莲的根茎的节。

[性味归经] 甘、涩、平。归心、胃经。

[功能主治] 收敛止血。主治吐血咯血，衄血，便血，崩漏。

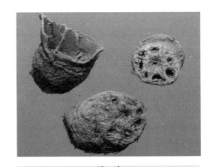

藕节

选购提示

干燥的藕节，呈短圆柱形，长约2~4厘米，直径约2厘米。表面黄棕色至灰棕色，中央节部稍膨大，上有残留的须根及根痕，有时可见暗红棕色的鳞叶残基；节两端残留的节间部表面有纵纹，横切面中央可见较小的圆孔，其周围约有8个大孔。体轻，气无，味微甘涩。

 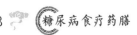 糖尿病食疗药膳

牛　膝

『来　　源』为苋科多年生草本植物牛膝（怀牛膝）和川牛膝的根。

『性味归经』苦、甘、酸，平。归肝、肾经。

『功能主治』活血通经，补肝肾，强筋骨，利水通淋，引血下行。主治肝阳眩晕，腰膝酸痛，筋骨无力，经闭癥瘕，月经不调，产后腹痛，关节痹痛，跌打伤痛，血淋，水肿，小便不利，吐血，衄血。

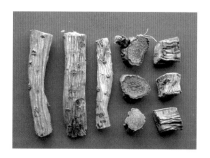

牛　膝

选购提示

　　根茎为结节状拳形团块，直径1.5~7厘米。表面黄褐色至黄棕色，粗糙，皱缩，有多数平行隆起的轮节；上端有类圆形凹窝状茎痕，下侧及轮节上有多数细小瘤状根痕。质坚实，不易折断，断面黄白色或灰黄色，有波状纹，全体散有黄棕色油点。香气浓郁而特殊，味苦、辛，微回甜，有麻舌感。

⚠ **注意事项**　引火下行宜生用；补肝肾强筋骨宜酒炙用。

三　七

『来　　源』为五加科多年生草本植物三七干燥根。

『性味归经』甘、微苦、温。归肝、胃经。

『功能主治』化瘀止血，活血定痛。主治吐血衄血，血痢下血，妇人血崩；心胃疼痛；外伤出血；跌打损伤，瘀血肿痛；痈疽疮疡。

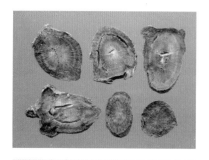

三　七

　　主根呈类圆锥形或圆柱形，长1~6厘米，直径1~4厘米。表面灰褐色或灰黄色，有断续的纵纹及少数皮孔，顶端有茎痕，周围有瘤状突起，侧面有支根痕。质坚实，击碎后皮部与木部常分离。横切面灰绿、黄绿或灰白色，皮部有细小棕色树脂道斑点。气微，味苦而后微甜。

⚠ **注意事项**　孕妇忌用。

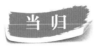

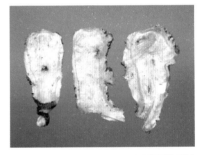

当归

[来　　源]伞形科多年草本植物当归的根。

[性味归经]甘、辛，温。归肝、心、脾经。

[功能主治]补血活血，调经止痛，润肠通便。主治血虚萎黄，眩晕心悸，月经不调，经闭痛经，虚寒腹痛，跌打损伤，风湿痹痛，痈疽疮疡，肠燥便秘，久咳气喘。

　　根略呈圆柱形全长10~25厘米，表面黄棕色或棕褐色，有纵皱纹及横长皮孔，根头略膨大，直径1.5~4厘米，顶端残留叶鞘和茎基。主根粗短，长1~3厘米，直径1.5~3厘米，下部有2~10多条支根，多扭曲。质较柔韧，折断面黄白色或淡黄棕色。皮部厚，有棕油点，形成层呈黄色不状，本部色较淡，有棕色放射状纹理。有浓郁香气，味甘、辛、微苦。

⚠ **注意事项**　煎服，5~15克。一般生用，为加强活血则酒炒用。又通常补血用当归身，活血用当归尾，和血（补血活血）用全当归。

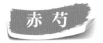

『来　　源』为毛茛科多年生草本植物芍药或川赤芍的根。

『性味归经』苦，微寒。归肝经。

『功能主治』清热凉血，散瘀止痛。主治温毒发斑，吐血衄血，目赤肿痛，肝郁胁痛，经闭痛经，癥瘕腹痛，跌仆损伤，痈肿疮疡。

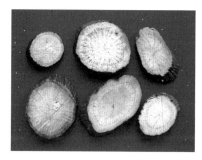

赤芍

选购提示

本品呈圆柱形，稍弯曲，长5~40厘米，直径0.5~3厘米。表面棕褐色，粗糙，有纵沟及皱纹，并有须根痕及横向凸起的皮孔，有的外皮易脱落。质硬而脆，易折断，断面粉白色或粉红色，皮部窄，木部反射状纹理明显，有的现裂隙。气微香，味微苦、酸涩。

⚠ **注意事项**　血寒经闭不宜用。不宜与藜芦同时服用。

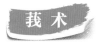

『来　　源』为姜科多年生宿根草本植物蓬莪术、广西莪术或温郁金的根茎。

『性味归经』辛、苦，温。归肝、脾经。

『功能主治』破血行气，消积止痛。主治癥瘕积聚，瘀血经闭，食积腹痛，跌打损伤，瘀肿疼痛；早期子宫颈癌，子宫颈糜烂。

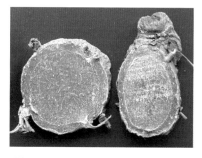

莪术

桂莪术　呈长圆形或长卵形，长3.5~7厘米，直径11.5~3厘米，茎部圆钝，顶端钝尖。表面黄棕色至灰色，光滑，环节明显或不见，有点状须根或残留须根，两侧各有一列下陷的芽痕和一根茎痕，侧生根茎痕较大，位于下部。质坚重，不能折断，击破面浅棕色，往往附黄白色粉末，皮层与中柱易分离。气香，味微苦辛。

温莪术　呈长卵形、卵形或纺锤形，长4~8厘米，直径2.5~4.5厘米，顶端长尖，基部圆钝或钝尖。表面深棕色至灰棕色，粗糙，上部环节突起，基部有下陷的须根痕，芽痕及侧生根茎痕不明显，有削痕。质坚重，击破面黄棕色或黄灰色，角质状，有点状或条纹状维管束。气香，味辛凉、苦。

文术　呈长圆形或卵圆形，长2~5.5厘米，直径1.5~2厘米，顶端钝尖，基部近圆形。表面土黄色至灰黄色，稍平滑，环节明显，两侧有一列下陷的芽痕和侧生根茎痕灰色。质坚重，击破面深绿黄色至棕色，往往附棕黄色粉末。皮层与中柱易分离。气微香，味辛。

⚠ **注意事项**　醋制后可加强祛瘀止痛作用，外用适量。孕妇及月经过多者忌用。

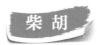

柴　胡

[来　源]为伞形科多年生草本植物柴胡（北柴胡）和狭叶柴胡（南柴胡）的根或全草。

[性味归经]苦、辛，微寒。归肝、胆经。

[功能主治]疏散退热，疏肝解郁，升阳举陷。主治少阳表证，感冒发热，胸胁疼痛，月经不调，气虚下陷，久泻脱肛，脏器下垂，疟疾寒热。

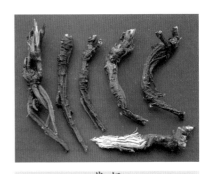

柴胡

选购提示

北柴胡　为圆锥形或长圆锥形，常有分枝，长6~15厘米，直径0.3~0.8厘米，根头膨大，顶端残留多个茎基或短纤维状叶基，表面黑褐色或浅棕色，有纵皱纹、支根痕及皮孔，质硬而韧，不易折断。断面呈纤维性。圆形或类圆形，直径0.3~1.5厘米，有的呈片段，厚0.8~1.2厘米，切面淡黄色，皮部薄，棕色或棕黄色，木部宽广，黄色，年长者强烈木化呈数层环纹，形成层明显。气微香，味微苦。

南柴胡　根较细，圆锥形。多不分歧。根头顶端密被纤维状叶基残余。表面红棕色或黑棕色，靠近根头处多具紧密环纹或横向疣状突起。质稍软，易折断。断面略平坦，不显纤维性，外表面黑棕色或红棕色，切面黄白色，有放射状纹理。体轻松，略具败油气。加醋拌炒为醋柴胡，呈黄褐色，质干脆，具醋气。加鳖血拌匀，文火炒干为鳖柴胡，具腥气。

⚠ **注意事项**　柴胡性升散，古人有"柴胡劫肝阴"之说，若肝阳上亢，肝风内动，阴虚火旺及气机上逆者忌用或慎用。

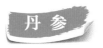

丹　参

『来　　源』为唇形科多年生草本植物丹参的根及根茎。

『性味归经』苦，微寒。归心、肝经。

『功能主治』活血调经，祛瘀止痛，凉血消痈，清心除烦。主治月经不调，经闭，痛经，产后瘀痛，癥瘕积聚，胸腹刺痛，风湿痹痛，疮疡痈肿，热病神志昏迷，心悸失眠；肝硬化，冠心病。

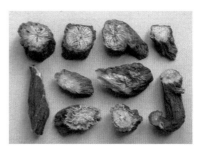

丹　参

选购提示

丹参　根茎部粗短，有茎基残余，着生多数细长的根。根略呈细长圆柱形，稍弯曲，有时分枝，并具须状细根，根长5~8厘米，直径2~5厘米。表面棕红色或砖红色，粗糙，具不规则的纵皱。外皮有呈鳞片状剥落。质坚硬，易折断，折断面疏松有裂隙或略平整而致密，皮部色较深，紫黑色或砖红色，木部维管束灰黄色或黄白色，放射状排列，气微弱，味微苦。

南丹参　根圆柱形，上粗下细，长10~20厘米，直径1~4厘米。表面暗棕红色，根头部常由一至数个根茎合着，根部瓣子状或扭曲状，外皮常有部分脱落而显红褐色。质松而脆，易折断，断面不平坦，可见浅黄色维管束。气微弱，味微苦。

⚠ **注意事项**　活血化瘀宜酒炙用。不宜与藜芦同时服用。

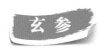

玄参

来　　源　为玄参科多年生草本植物玄参的根。

性味归经　苦、甘、咸，寒。归肺、胃、肾经。

功能主治　清热凉血，滋阴解毒。主治热病伤阴，身热夜甚，舌绛烦渴，温毒发斑，津伤便秘，骨蒸劳嗽，内热消渴，目赤咽痛，大头瘟疫，瘰疬痰核，疮疡肿毒。

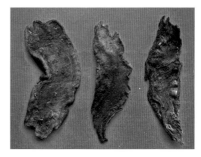

玄参

选购提示

本品呈类圆柱形，中间略粗或上粗下细，有的微弯曲长6~20厘米，直径1~3厘米。表面灰黄色或灰褐色，有不规则的纵沟、横向皮孔及稀疏的横裂纹和须根痕。质坚实，不易折断，断面黑色，微有光泽。

⚠ **注意事项**　本品性寒而滞，脾胃虚寒、食少便溏者不宜服用。不可与藜芦同时服用。

 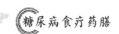

木 香

〖来　　源〗为菊科多年生草本植物木香、川木香的根。

〖性味归经〗辛、苦，温。归脾、胃、大肠、胆、三焦经。

〖功能主治〗行气止痛，健脾消食。主治胸脘胀痛，胁痛，黄疸，泻痢后重，食积不消，不思饮食。

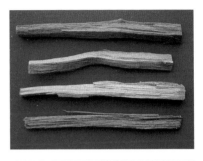

木香

选购提示

云木香　为圆柱形、枯骨形或板状的块根，多切成长约5~15厘米，直径0.5~6厘米。表面黄棕色至灰棕色，有明显的纵沟及侧根痕，有时可见网状皱纹。质坚硬，难折断，断面略平坦，灰棕色或暗棕色，散有棕色点状的油室，形成层环棕色，有放射状纹理，老根中央多枯朽。气芳香浓郁而特异，味苦。

川木香　根呈圆柱形或有纵槽的半圆柱形，略弯曲，长10~30厘米，直径1.5~3厘米，表面黄棕色至灰棕色，粗糙，可见由纤维束构成的密致的斜方形网纹，有时根头部焦黑发枯，俗称油头。体轻，质硬脆，难折断，断面不平坦，皮部灰棕色，木部黄白色，可见点状油室及径向裂隙，有的中心呈空洞状，气芳香而特异；味苦，嚼之黏牙。

⚠ **注意事项**　生用行气力强，煨用行气力缓而多用于止泻。

太子参

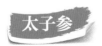

〖来　　源〗为石竹科多年生草本植物孩儿参的块根。

〖性味归经〗甘、微苦，平。归脾、肺经。

〖功能主治〗益气健脾，生津润肺。主治脾虚体倦，食欲不振，病后虚弱，气阴不足，自汗口渴，肺燥干咳，心悸不眠，虚热汗多。

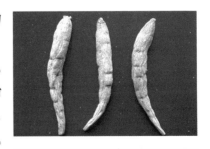

太子参

干燥块根呈细长条形或长纺锤形，长约2~6厘米，直径3~6毫米左右。表面黄白色，半透明，有细皱纹及凹下的须根痕，根头圆钝，其上常有残存的茎痕，下端渐细如鼠尾。质脆易折断，断面黄白色而亮，直接晒干的断面为白色，有粉性。气微，味微甘。

黄芪

〖来 源〗为豆科多年生草本植物蒙古黄芪或膜荚黄芪的根。

〖性味归经〗甘，微温。归脾、肺经。

〖功能主治〗补气升阳，益卫固表，利水消肿，托疮生肌。主治气虚乏力，食少便溏，中气下陷，久泻脱肛，便血崩漏，表虚自汗，气虚水肿，痈疽难溃，久溃不敛，血虚萎黄，内热消渴；慢性肾炎蛋白尿，糖尿病。

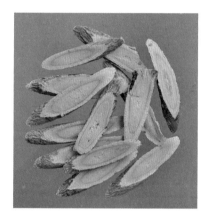

黄芪

干燥的根呈圆柱形，极少有分枝，上端较粗，下端较细，两端平坦，长20~70厘米，粗1~3厘米。一般在顶端带有较粗、大的根头，并有茎基残留。表面灰黄色或淡棕褐色，全体有不规则的纵皱纹或纵沟。皮孔横向，细长，略突起。质硬略韧，坚实有粉性，折断面纤维性甚强，呈毛状；皮部黄白色，有放射状弯曲的裂隙，较疏松；木质部淡黄色至棕黄色，有多少不等的放射状弯曲的裂隙；老根断面木质部有时枯朽而呈黑褐色，甚至脱落而成空洞。气微弱而特异，味微甜，嚼之有豆腥气。

⚠ **注意事项** 凡表实邪盛，内有积滞，阴虚阳亢，疮疡症实证等，均不宜用。

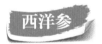

『来　　源』为五加科多年草本植物西洋参的根。

『性味归经』甘、微苦，寒。归心、肺、肾经。

『功能主治』补气养阴，清火生津。主治阴虚火旺，喘咳痰血；虚热烦倦，内热消渴，口燥咽干。

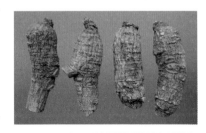

西洋参

选 购 提 示

干燥根略呈圆柱形而带纺锤状，长2~6厘米，粗0.5~1厘米，外表现细横纹及不规则的纵皱，顶端的细纹较密而呈环状。折断面平坦，淡黄色，有暗色形成层环，并散有多数红棕色树脂管及细管。气微香，味微苦、甘。

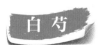

『来　　源』为毛茛科多年生草本植物芍药的根。

『性味归经』苦、酸、甘，微寒。归肝、脾经。

『功能主治』养血调经，平肝止痛，敛阴止汗。主治头痛眩晕，胁肋疼痛，四肢挛痛，盗汗，自汗等。

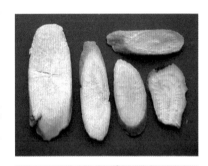

白芍

杭白芍 根直而长呈圆柱形，两端切齐。长3~6厘米，直径2.5~8厘米。外皮棕色，深浅不等。全体有顺纹及根痕。有的有破皮及斑点。足状的有横向突出，不足的则有纵向油沟。质坚体重不易折断。断面较糙，灰白色或牙白色，中间有菊花纹，似油润，无臭，味酸苦。

川白芍 根较短而多弯曲，有的有疙瘩头，头粗尾细，两端断面不齐，口长2~5厘米，中部直径2~5厘米。外皮粉红色，光亮无沟纹，有棕色陷下的根痕。质坚体重。断面粉红色细腻光润，中间有菊花纹，无臭，味较浓厚。

亳白芍 条顺直或弯曲。长约3~5厘米，直径2~5厘米。色白，皮较糙亦不光滑。两头有时红点。质虽坚但较川白芍体轻。断面白色或灰白色，细腻粉性大，中间亦有菊花纹。切片后其粉稍挂手。气味与以上两种相同。

⚠ **注意事项** 欲其平肝，敛阴多生用；用以养血调经。反藜芦。

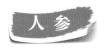

『来　　源』为五加科多年生草本植物人参的根。

『性味归经』甘、微苦，微温。归心、肺、脾经。

『功能主治』大补元气，复脉固脱，补脾益肺，生津，安神。主治气虚欲脱，肢冷脉微，肺虚喘咳，脾虚食少，津伤口渴，内热消渴，久病虚羸，惊悸失眠，阳痿宫冷；心力衰竭，心源性休克。

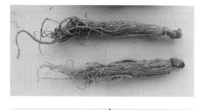

人参

生晒参　主根呈纺锤形或圆柱形，表面淡黄色，上部有断续的横纹。根茎（芦头）长约1~4厘米，直径约0.5~1.5厘米，有稀疏的碗状茎痕及1至数条不定根。支根2~6条，末端多分歧，有许多细长的须状根。香气特异，味微苦、甘。

生晒山参　主根与根茎等到长或较短，呈人字形、菱形或圆柱形，长2~10厘米；表面灰黄色，具纵纹，上部有紧密而深陷的环状横纹，支根多为两条，须根细长，清晰不乱，有明显的疣状突起，习称珍珠疙瘩。根茎细长，上部具密集的茎痕，不定根较粗，形似枣核。

⚠ **注意事项**　不可与藜芦、五灵脂同时服用。不宜同时吃萝卜或喝茶，以免影响补力。

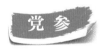

〖来　　源〗为桔梗科多年生草本植物党参、素花党参或川党参的干燥根。

〖性味归经〗甘，平。归脾、肺经。

〖功能主治〗补中益气，健脾益肺，生津，养血。主治脾肺虚弱，气短心悸，食少便溏，虚喘咳嗽，内热消渴，血亏萎黄。

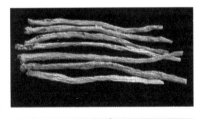

党参

党参多呈长圆锥形。根粗稍细，少有分枝。因生长年限不等，根长8~30厘米，直径0.5~2.5厘米。表面灰褐色或灰棕色。顶生经年退化或蜂窝状的基痕，俗称"狮子盘头"。近芦头处有紧密的环状横皱纹，向下逐渐稀疏，约至全体之半。全体有较深的纵皱纹，并有横纹根痕。皮松肉紧。质坚体轻，有弹性、易折断。断面淡黄棕色，外皮曲折环绕，有裂隙或射状花纹，松紧不一，中间有一黄色圆心，有细小致密之孔，有特异气味，味甘甜浓厚，嚼之无渣。

白术

〖来　源〗为菊科多年生草本植物白术的根茎。

〖性味归经〗苦、甘，温。归脾、胃经。

〖功能主治〗补气健脾，燥湿利水，止汗，安胎。主治脾虚食少，腹胀泄泻，痰饮眩悸，水肿，自汗，胎动不安。

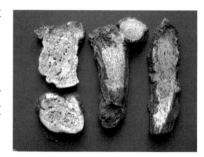

白术

选购提示

根茎略呈圆柱状块形，下部两侧膨大，长3~6厘米，直径2~4厘米。表面灰黄色或棕色，有瘤状突起及断续的纵皱纹和须根痕，顶端有茎基和芽痕。质坚实，不易折断，横断面不平坦，淡黄色至淡棕色，并有棕色油室散在，多孔隙。膨大部分的横断面，油室较多且明显。气清香，味甘微辛，略带黏液性。

⚠ **注意事项**　燥湿利水宜生用，补气健脾宜炒用，健脾止泻宜炒用。

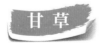

甘草

〖来　源〗为豆科多年生草本植物甘草、胀果甘草或光果甘草的根及根茎。

〖性味归经〗甘，平。归心、肺、脾、胃经。

〖功能主治〗益气补中，清热解毒，祛痰止咳，缓急止痛，调和药性。主治脾气虚弱，倦怠乏力，心悸气短，咽喉肿痛，药物、食物中毒等；缓和药物烈性、毒性。

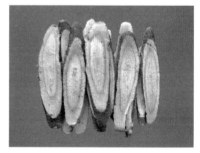

甘草

选购提示

根呈圆柱形，不分枝，长30~120厘米，直径0.6~3厘米。带皮的甘草，其外皮松紧不等，红棕色、棕色或灰棕色，有显著的皱纹，沟纹及稀疏的细根痕，两端切面平齐，切面中央稍陷下。质坚实而重，断面纤维性，黄白色，有粉性，有一明显的环纹和菊花心，常形成裂隙。微具特异的香气，味甜而特殊。粉甘草，表面淡黄色，平坦，有刀削及纵裂纹。

⚠ **注意事项** 湿盛胀满，浮肿者不宜用。不宜与大戟、芫花、甘遂、海藻同时服用。久服较大剂量的生甘草，可引起浮肿等。

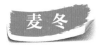

麦冬

『来　源』为百合科多年生草本植物麦冬的块根。

『性味归经』甘、微苦，微寒。归心、肺、胃经。

『功能主治』养阴润肺，益胃生津，清心除烦。主治肺燥干咳，劳热咳嗽，津伤口渴，内热消渴，肠燥便秘，心烦不眠。

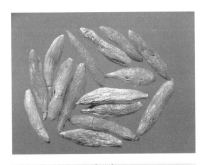

麦冬

选购提示

杭麦冬　干燥块根呈纺锤形，两头钝尖，中部肥满，微弯曲，长2厘米左右，有的可达4厘米，中部直和径4~6毫米。表面黄色，半透明，有不规则的纹皱纹。气微香，味微甜。

川麦冬　形状与杭麦冬相似而短粗，表面乳白色，有光泽。质较坚硬，香气较小，味较淡，少黏性。

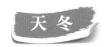

天 冬

〖来　源〗为百合科多年生攀援草本植物天冬的块根。

〖性味归经〗甘、苦，寒。归肺、肾经。

〖功能主治〗养阴润燥，清肺，生津。主治肺燥干咳，劳嗽咯血，顿咳痰黏，咽干口渴，内热消渴，阴虚潮热，盗汗遗精，肠燥便秘。

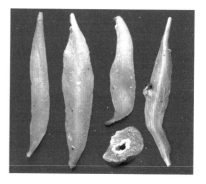

天 冬

选购提示

块根呈长纺锤形或圆柱形，稍弯曲，长4~18厘米，直径0.5~2厘米。表面灰棕色或黄棕色，略具绢丝样光泽或半透明，有深浅不等的纵沟纹及细皱纹。质坚韧或柔润，断面黄白色，角质样，有黏性，皮部厚，中柱明显。气微，味微甘、苦。

生 地

〖来　源〗为玄参科多年生草本植物地黄的根。

〖性味归经〗甘、苦，寒。归心、肝、肺经。

〖功能主治〗清热凉血，养阴生津。主治热邪伤阴，舌绛烦渴，阴虚内热，夜热早凉，骨蒸劳热，内热消渴，吐血衄血，热毒斑疹。

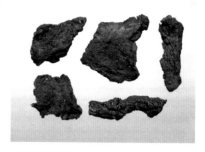

生 地

糖尿病食疗药膳

选购提示

　　鲜地黄　呈纺锤形或条状，长8~24厘米，直径2~9厘米。外皮薄，表面浅红黄色，具弯曲的纵皱纹、芽痕、横长皮孔及不规则疤痕。肉质，易断，断面皮部淡黄白色，可见橘红色油点，木部黄白色，导管呈放射状排列。气微，味微甜、微苦。

　　生地黄　多呈不规则的团块状或长圆形，中间膨大，两端稍细，长6~12厘米，直径3~6厘米。有的细小，长条状，稍扁而扭曲。表面棕黑色或棕灰色，极皱缩，具不规则的横曲纹。体重，质较软而韧，不易折断，断面棕黑色或乌黑色，有光泽，具黏性。无臭，味微甜。

⚠ **注意事项**　本品性寒而滞，脾虚湿滞、腹满便溏者，不宜使用。

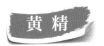

黄精

　　『来　　源』为百合科多年生草本植物黄精、滇黄精或多花黄精的根茎。

　　『性味归经』甘，平。归脾、肺、肾经。

　　『功能主治』滋肾润肺，补脾益气。主治脾胃虚弱，体倦乏力，口干食少，内热消渴，肺虚燥咳，劳嗽久咳，肾虚头晕，腰膝酸软，须发早白。

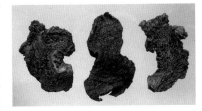

黄精

选购提示

　　鸡头黄精　为不规则的圆锥形，头大尾细，形似鸡腿。长3~10厘米，直径约0.5~1.5厘米。表面黄色至黄棕色，半透明，全体有细皱纹及稍隆起呈波状的环节，地上茎痕呈圆盘状，中心常凹陷。根痕多呈点状突起。断面淡棕色，呈半透明角质样，并有多数黄白色点状筋脉。微带焦糖气，味淡，嚼之有黏性。

　　姜形黄精　呈结节状，分枝粗短，形似生姜，长2~18厘米，宽2~4厘米，厚1~2.5厘米。表面粗糙，有明显疣状突起的须根茎。茎痕大而突出。

　　黄精　呈肥厚肉质的结节块状，结节长可达10厘米以上，宽3~6厘米，厚2~3厘米。每一结节有一圆盘状茎痕。

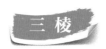

三棱

〖来　　源〗为黑三棱科多年生草本植物黑三棱的块茎。

〖性味归经〗苦、辛，平。归肝、脾经。

〖功能主治〗破血行气，消积止痛。主治癥瘕痞块，瘀血经闭，食积胀痛

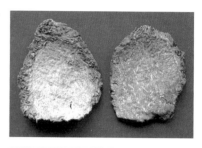

三棱

选购提示

　　呈圆锥形或扁卵形，上圆下尖，大小长短不一，长2~6厘米，直径2~4厘米，有刀削痕迹，略呈横向环状排列，两侧面多凹凸不平。体重质坚如木质，极难折断，切断面平坦，黄白色或灰白色，接近外表处色较深，向内侧色浅，内有多数散生不太明显的筋脉小点及条状横向筋脉。微有酸臭气或无臭，味淡，嚼之有麻辣感。

⚠ **注意事项**　同莪术。

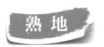

熟地

〖来　　源〗取干地黄加黄酒拌蒸至内外均呈色黑、油润，或直接蒸至黑润而成。切厚片用。

〖性味归经〗甘，微温。归肝、肾经。

〖功能主治〗补血滋阴，益精填髓。主治肝肾阴虚，腰膝酸软，骨蒸潮热，盗汗遗精，内热消渴，血虚萎黄，心悸怔忡，月经不调，崩漏下血，眩晕耳鸣，须发早白。

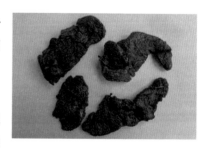

熟地

选购提示

多呈不规则的圆块或长圆形，中间膨大，两头稍细，长6~12厘米，直径3~6厘米。有的细小，长条状，稍扁平而扭曲。表面乌黑色，有光泽，黏性，质柔软，味比生地甜。

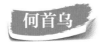

『来　　源』为蓼科多年生缠绕草本植物何首乌的块根。

『性味归经』制首乌甘、涩，微温；归肝、肾经。生首乌甘、苦，平；归心、肝、大肠经。

『功能主治』制首乌补肝肾，益精血，乌须发，强筋骨。主治血虚萎黄，头昏目眩，心悸失眠，眩晕耳鸣，腰膝酸软，遗精崩带，须发早白；高脂血症、高血压、冠心病。

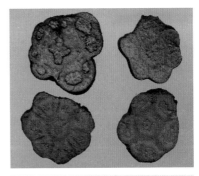

何首乌

选购提示

呈团块状或不规则纺锤形，大小不一。一面红棕色或褐色，有不规则的皱缩纹或凹凸不平的纵沟，皮孔横长，上下两端有一个明显的根痕，露出粗硬的纤维状维管束。质坚实，不易折断，横断面黄棕色，中央为一较大的木心，外侧皮部散列之锦状花纹，显粉性。无臭，味稍苦涩。制首乌外表色黑棕色或黑褐色，质坚硬，极难折断。

⚠ **注意事项**　补益精血宜用制首乌，截疟、润肠、解毒宜生用首乌。

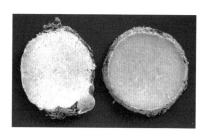

泽 泻

〖来　源〗为泽泻科多年生沼泽植物泽泻的块茎。

〖性味归经〗甘、淡，寒。归肾、膀胱经。

〖功能主治〗利水渗湿，泄热。主治水肿，小便不利，泄泻，淋浊，带下，痰饮眩晕。

泽泻

选购提示

建泽泻　呈椭圆形或长圆形，如鸭蛋而稍短。个大小不等，一般长约3~10厘米，直径约2~3厘米。表面黄白色，有较宽的横曲纹作岗状。全体附有细根痕、稍刺手；有的则光滑。有许多蜂窝状小凹点及凸起的小疙瘩。质坚实较重或轻松。断面浅黄白色、面腻而有粉性；有的有黄筋。无臭、味甘微苦。

川泽泻　形状和建泽相似。唯个较小、皮较粗糙、顶端四周多有大小疙瘩突起、粉性小、质较松、气味与建泽泻相同。

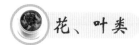 花、叶类

菊 花

〖来　源〗本品为菊科多年生草本植物菊的头状花序。

〖性味归经〗辛、甘、苦，微寒。归肺、肝经。

〖功能主治〗疏散风热，平肝明目，清热解毒。主治风热感冒，发热头痛，肝热目赤，肝虚目暗，肝阳眩晕，痉挛抽搐，疔疮肿毒。

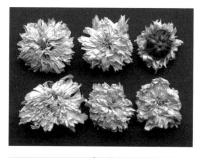

菊花

糖尿病食疗药膳

　　杭菊花　为碟形或扁球形。直径2.5~4厘米，数个相连成片。总苞由3~4层苞片组成，苞片卵圆形或长椭圆形。舌状花数轮，类白色或黄色，平展或微折叠，彼此黏连无腺点。管状花多数，黄色，外露。气清香，味甘、微苦。

　　怀菊花　为不规则的球状或压扁状，直径1.5~3厘米，离散。舌状花类白色，劲直，上举纵向折缩，散在金黄色腺点。管状花位于中央，为舌状花所隐藏，黄色。体轻，质柔润，干时松脆。气清香，味甘微苦。

　⚠ **注意事项**　疏散风热宜用黄菊花（杭菊花），平肝、清肝明目宜用白菊花。

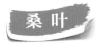

　　〖来　　源〗本品为桑科落叶乔木植物桑树的叶。

　　〖性味归经〗苦、甘、寒。归肺、肝经。

　　〖功能主治〗疏散风热，清肺润燥，平肝明目。主治风热感冒，头痛咳嗽，肺燥干咳；肝阳眩晕，肝热目赤，血热吐衄。

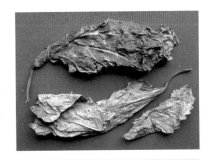

桑叶

　　多皱缩，破碎。完整者有叶柄，叶片展平后为卵形、宽卵形，长8~15厘米，宽7~13毫米；先端渐尖，基部截形、圆形或心形，边缘有齿，有的作不规则分裂。上表面黄色绿色或浅黄棕色，可见小疣状突起；下表面色浅，叶脉突出，小脉网状，脉上被疏毛。质脆。气微，味淡、微苦涩。

　⚠ **注意事项**　桑叶蜜制能增强润肺止咳的作用，故肺燥咳嗽多用蜜制桑叶。

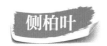

侧柏叶

〖来　　源〗为柏科常绿乔木植物侧柏的嫩枝叶。

〖性味归经〗苦、涩，微寒。归肺、肝、大肠经。

〖功能主治〗凉血止血，生发乌发，化痰止咳。主治吐血衄血，咯血便血，崩漏下血，血热脱发，须发早白，肺热咳嗽；外治烫伤。

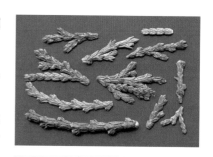

侧柏叶

选购提示

药材多分枝，小枝扁平。叶细小鳞片状，交互对生，贴伏于枝上，深绿色或黄绿色。质脆，易折断。气清香，味苦涩，微辛。

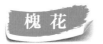

槐花

〖来　　源〗为豆科落叶乔木槐的花蕾。

〖性味归经〗苦，微寒。归肝、大肠经。

〖功能主治〗凉血止血，清肝泻火。主治便血，痔血，血痢，崩漏，吐血衄血，肝热目赤，头痛眩晕。

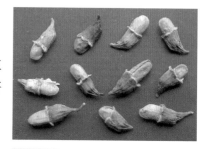

槐花

选购提示

花瓣五片，黄白色，很薄。其中两瓣较大近圆形，顶端凹下，向外反曲，其他瓣呈长圆形。下面可见绿色筒状花蒂。花瓣中间有棕黄须状花蕊。体轻易碎。无臭，味微苦，以水浸之，水呈浅黄色。

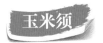

【来　源】为禾本科一年生草本植物玉蜀黍的花柱及柱头。

【性味归经】甘，平。归膀胱、肝、胆经。

【功能主治】利水消肿，利湿退黄。主治水肿，小便不利，淋症，湿热黄疸。

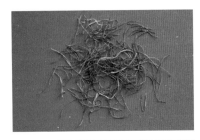

玉米须

选购提示

在秆顶着生雄性开展的圆锥花序；雄花序的分枝三棱状，每节有2雄小穗，1无柄，1有短柄；每1雄小花含2小花；颖片膜质，先端尖；外稃及内稃均透明膜质；在叶腋内抽出圆柱状的雌花序，雌花序外包有多数鞘状苞片，雌小穗密集成纵行排列于粗壮的穗轴上，颖片宽阔，先端圆形或微凹，外稃膜质透明融升生物。

红花

【来　源】为菊科一年生草本植物红花的花。

【性味归经】辛，温。归心、肝经。

【功能主治】活血通经，祛瘀止痛。主治心腹瘀痛，经闭，痛经，产后瘀痛，癥瘕积聚，跌打损伤，疮疡肿痛。

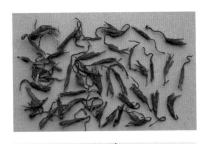

红花

选购提示

不带子房的管状花，长1~2厘米；表面红黄色、红色或橙红色。花冠筒细，长作尾状，先端分裂，裂片狭条形，长5~8毫米。质柔软。气微香，味微苦。

⚠ **注意事项**　孕妇忌服，有出血倾向者不宜多用。

金银花

〔来　源〕为忍冬科多年生半常绿缠绕性木质藤本植物忍冬的花蕾。

〔性味归经〕甘，寒。归肺、心、胃经。

〔功能主治〕清热解毒，疏散风热。主治痈肿疔毒初起，红肿热痛，外感风热，温病初起，热毒血痢，暑热烦渴，咽喉肿痛。

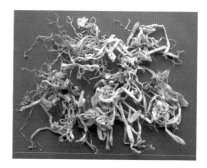

金银花

选购提示

外表黄色或黄褐色，被有短柔毛及腺毛，基部有绿色细小的花萼，5裂，裂片三角形，无毛。剖开花蕾则见5枚雄蕊及1枚雌蕊。花冠唇形，雌雄蕊呈须状伸出。

⚠ 注意事项　脾胃虚寒及气虚疮疡脓清者忌用。

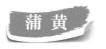

〔来　源〕为香蒲科水生草本植物水烛香蒲、东方香蒲或同属植物的花粉。

〔性味归经〕甘，平。归肝、心经。

〔功能主治〕化瘀止血，利水通淋。主治吐血衄血，咯血，崩漏，外伤出血，经闭痛经，脘腹刺痛，跌仆肿痛，血淋涩痛；高脂血症，慢性非特异性结肠炎。

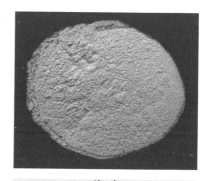

蒲黄

选购提示

细蒲黄 为鲜黄色的细小花粉。质轻松，遇风易飞扬，黏手而不成团，入水则漂浮水面，用放大镜检视，为扁圆形颗粒，或杂有绒毛。无臭，无味。

粗蒲黄 为花粉与花丝的混合物，类似絮状，花约长3毫米，黄色，短线状而略弯曲。花丝呈丝状，暗棕色。

⚠ **注意事项** 孕妇忌服。

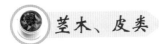
茎木、皮类

杜 仲

〖来　　源〗为杜仲科落叶乔木植物杜仲的树皮。

〖性味归经〗甘，温。归肝、肾经。

〖功能主治〗补肝肾，强筋骨，安胎。主治腰膝酸痛，下肢痿软，阳痿，尿频，妊娠下血，胎动不安；习惯性流产，高血压症。

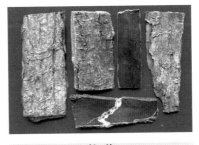

杜 仲

选购提示

为扁平的板片状或两边稍向内卷，厚3~7毫米，外表面淡棕色或灰褐色，平坦或粗糙，有明显的纵纹或纵裂槽纹，未刮去粗皮者有斜方形横裂的皮孔，有时可见淡灰色地衣斑，内表面暗紫色，光滑。质脆，易折断，断面有细密银白色富弹性的橡胶丝相连。气微，味稍苦，嚼之有胶状残余物。

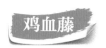

鸡血藤

〖来　源〗为豆科攀援灌木密花豆的藤茎。

〖性味归经〗苦、甘，温。归肝经。

〖功能主治〗行血补血，调经，舒筋活络。主治月经不调，血虚萎黄，麻木瘫痪，风湿痹痛。

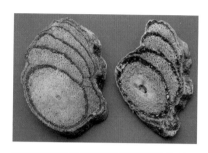

鸡血藤

选购提示

　　呈扁圆柱形，略弯曲，直径3~5厘米，厚2~3厘米，表面灰棕色，表皮脱落处呈红褐色。横切面可见小形的髓偏向一侧，木质部红棕色，导管呈孔洞状不规则排列，韧皮部有树脂状分泌物流出，呈红褐色或黑棕色，二者相间排列成偏心状半圆环5~7个，质坚实，难折断，断面呈不整齐的裂片状。气微，味涩。

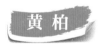

黄柏

〖来　源〗为芸香科落叶乔木植物黄檗（关黄柏）和黄皮树（川黄柏）除去栓皮的树皮。

〖性味归经〗苦，寒。归肾、膀胱、大肠经。

〖功能主治〗清热燥湿，泻火解毒，退热除蒸。主治湿热带下，热淋脚气，泻痢黄疸，疮疡肿痛，湿疹湿疮，阴虚发热，盗汗遗精。

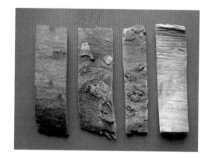

黄柏

选购提示

　　川黄柏　呈板片状或浅槽状，长宽不一，厚3~6毫米。外表面黄褐色或黄棕色，平坦或具纵沟纹，有的可见皮孔痕及残存的灰褐色粗皮。内表面暗黄色或淡棕色，具细密的纵棱纹。体轻，质硬，新面纤维性，呈裂片状分层，深黄色。气微，味甚苦，嚼之有黏性。

　　关黄柏　厚2~14毫米。外表面黄绿色或淡棕黄色，较平坦，有不规则的纵裂纹，皮孔痕小而少见，偶有灰白色的粗皮残留。内表面黄色或黄棕色。体轻，质较硬，断面鲜黄色或黄绿色。

⚠ **注意事项**　外用适量。清热燥湿解毒多生用，泻火除蒸退热多盐水炙用，止血多炒炭用。本品苦寒，容易损伤胃气，故脾胃虚寒者忌用。

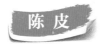

陈 皮

　　〖来　　源〗为芸香科常绿小乔木植物橘及其栽培变种的成熟果皮。

　　〖性味归经〗辛、苦，温。归脾、肺经。

　　〖功能主治〗理气健脾，燥湿化痰。主治胸脘胀痛，食少吐泻，咳嗽痰多。

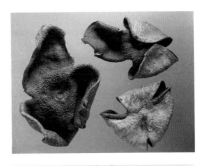

陈 皮

选购提示

　　广陈皮　呈不规则形的碎片状或剖成整齐3瓣，基部相连。外表面棕紫色或浅红色、稍粗糙、皱缩、有多数较大的油点，对光照视、油点更加透明清晰。内表面类白色，小麻点较多。质稍柔软，不易折断。气香浓郁，味辛，甘而略苦。

　　橘皮　常剥成数瓣，基部相连、有的破裂分离为不规则的片块。外表面橙红色或红棕色，有细皱纹及圆形小油点、对光照视，油点略清晰。内表面浅黄白色，粗糙、有小麻点。质稍硬而脆、易折断。气香，味辛、苦。

肉苁蓉

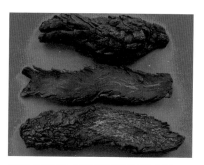

肉苁蓉

〖来　　源〗为列当科一年生寄生草本植物肉苁蓉带鳞的肉质茎。

〖性味归经〗味甘、咸，性温。归肾、大肠经。

〖功能主治〗补肾阳，益精血，润肠通便。主治阳痿，不孕，腰膝酸软，筋骨无力；肠燥便秘。

选购提示

甜苁蓉　呈圆柱状而稍扁。一端略细，稍弯曲，长10~30厘米，直径3~6厘米。表面灰棕色或褐色，密被肥厚的肉质鳞片，呈覆状排列，质坚实，微有韧性，肉质而带油性不易折断，断面棕色，有花白点或裂隙，气微弱，味微甜。

咸苁蓉　形状较不整齐，黑褐色，质较软，外面带有盐霜，断面黑色。气微，味咸。

玉　竹

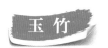

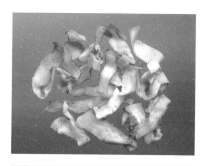

玉竹

〖来　　源〗为松科落叶乔木植物金钱松的根皮或近根树皮。

〖性味归经〗辛，温。有毒。归肺、脾经。

〖功能主治〗杀虫止痒。主治体癣，手足癣，头癣等各种癣病。

　　本品根皮呈不规则的长条状，扭曲而稍卷，大小不一，厚2~5厘米。外表面黄色，粗糙。有皱纹及灰白色横向皮孔，粗皮常呈鳞片状剥落，剥落处红棕色。内表面黄棕色至红棕色，平坦，有细致的纵向纹理。质韧，折断面呈裂片状，可层层剥离。气微，味苦而涩。树皮呈板块状，厚约至8毫米，粗皮较厚，外表面龟裂状，内表面较粗糙。

⚠ **注意事项**　外用适量，浸酒涂擦，或研末醋调患处，或制成酊剂涂擦患处。

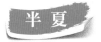

半 夏

　　[来　源]为天南星科多年生草本植物半夏的块茎。

　　[性味归经]味辛，性温。有毒。归脾、胃、肺经。

　　[功能主治]燥湿化痰，降逆止呕，消痞散结，消肿止痛。主治痰厥头痛，呕吐反胃，胸脘痞闷，梅核气症等，外治痈疽肿毒，毒蛇咬伤。

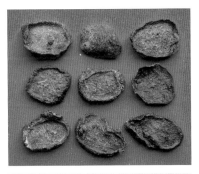

半夏

　　块茎呈类球形，有的稍偏斜，直径0.8~1.5厘米，表面白色或浅黄色，顶端中心有凹陷的茎痕，周围密布棕色凹点状的根痕；下端钝圆，较光滑。质坚实，断面白色，富粉性。气微，味辛辣，麻舌而刺喉。

⚠ **注意事项**　反乌头。其性温燥，一般而言阴虚燥咳，血证，热痰，燥痰应慎用。然经过配伍热痰证亦可用之。

桑白皮

『来　　源』为桑科小乔木植物桑根皮。

『性味归经』甘，寒。归肺经。

『功能主治』泻肺平喘，利水消肿。主治肺热咳喘，水肿胀满尿少，面目肌肤浮肿；高血压症。

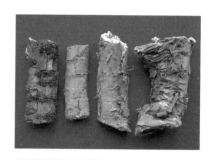

桑白皮

选购提示

选购提示鉴别呈扭曲的卷筒状，板片状或两边向内卷曲成槽状，长短宽阔不一，厚0.15~0.4厘米，外表淡黄白色，粗糙，有时可见棕黄色鳞片状粗皮，内表面黄白色或灰白色，有细纵纹，纵向裂开，露出纤维。质软而韧，纤维性强，不易折断，易纵向撕裂，撕裂时有白粉飞扬。气略有豆腥感，味微甜。

⚠ **注意事项**　泻肺利水平肝清火宜生用；肺虚咳嗽宜蜜炙用。

地骨皮

『来　　源』为茄科落叶灌木植物枸杞或宁夏枸杞的根皮。

『性味归经』甘、淡、寒。归肺、肝、肾经。

『功能主治』凉血退蒸，清肺降火。主治阴虚发热，盗汗骨蒸，内热消渴，肺热咳喘，血热吐衄，便血崩漏。

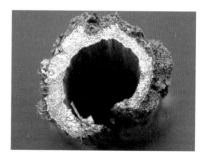

地骨皮

  糖尿病食疗药膳

呈筒状或槽状及不规则的片状，长短不一。外表面灰黄色或棕黄色、粗糙，具纵横纹或裂纹，易成鳞片状剥脱。内表面黄白色或灰黄色，有细纵纹。体轻、质脆、易折断，断面不平坦，外层黄棕色，内层灰白色。气微，味微甘而后苦。

⚠ **注意事项** 外感风寒发热及脾虚便溏者不宜用。

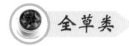
全草类

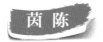
茵 陈

『来 源』为菊科多年生草本植物茵陈蒿或滨蒿等的全草。

『性味归经』苦，微寒。归脾、胃、肝、胆经。

『功能主治』清利湿热，利疸退黄。主治黄疸，湿温，湿疹，湿疮。

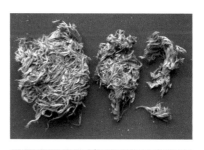
茵陈

多揉成团状，灰绿色、全株密被灰白色或灰黄色的绒毛。茎细小，直径1~3毫米，质脆、易折断。茎上或由基部着生多数具细长叶柄的叶，叶柔软，皱缩并卷曲，多为2~3回羽状细裂或掌状裂，裂片线形或略呈卵形，长2~6毫米，成簇。气微香，味微苦。

⚠ **注意事项** 外用适量。蓄血发黄及血虚萎黄者慎用。

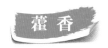

藿香

[来　源] 为唇形科多年生草本植物广藿香的地上部分。

[性味归经] 辛，微温。归脾、胃、肺经。

[功能主治] 芳香化湿，发表解暑，开胃止呕。主治湿浊中阻，脘痞呕吐，暑湿倦怠，胸闷不舒，寒湿暑闭，腹痛吐泻，鼻渊头痛。

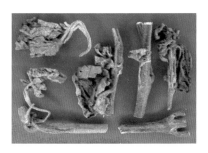

藿香

选购提示

全草长30~60厘米，多有对生的分枝。老茎多呈方圆形，直径2~6毫米。表面灰棕色，毛较少；质坚硬不易折断，断面粗糙，黄绿色，中心有白瓢。嫩茎略呈方形、密被苷毛；质脆易折，断面灰绿色。叶有柄对生，叶片灰绿色或黄绿色，多破碎皱缩，质柔软而厚。香所浓厚，味微苦而凉。

⚠ **注意事项**　藿香叶偏于发表，藿香梗偏于和中，鲜藿香解暑之力较强，夏季泡汤代茶，可作清暑饮料。

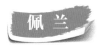

佩兰

[来　源] 为菊科多年生草本植物佩兰（兰草）的地上部分。

[性味归经] 辛，平。归脾、胃、肺经。

[功能主治] 化湿，解暑。主治脘胀呕恶，口中甜腻，外感暑湿，湿温初起。

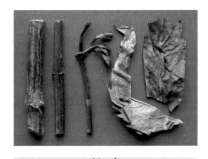

佩兰

地上部分的茎呈圆柱形，长短不等，直径2~5厘米，有分枝，表面黄褐色或紫褐色，节明显，有细顺纹，质脆易折断，断面类白色或有空心。叶对生多有柄，叶片呈卵圆形或长圆形，多为绿色或灰色，干后抽皱，质脆易碎。气芳香，味微辛。

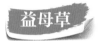

益母草

【来　　源】为唇形科一年生或二年生草本植物益母草的地上部分。

【性味归经】苦、辛，微寒。归肝、心、膀胱经。

【功能主治】活血调经，利水消肿。主治月经不调，经闭，痛经，产后瘀痛，恶露不尽，跌打损伤，疮痈肿毒，皮肤痒疹，水肿，小便不利。

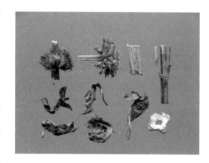

益母草

选购提示

茎呈方柱形，上部多分枝，四面凹下成纵沟，长30~60厘米，直径约0.5厘米，表面灰绿色或黄绿色，体轻，质韧，断面中部有髓，叶相互对生，有柄，叶片灰绿色，多皱缩，破碎，易脱落，完整者下部叶掌状3裂，上部叶掌状深裂或浅裂成3片，裂片全缘或具少数锯齿，轮伞花序腋生，小花淡紫色，花萼筒状，花冠成唇形。切段者长约2厘米。气微，味微苦。

⚠ **注意事项**　孕妇忌服，血虚无瘀者慎用。

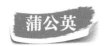

蒲公英

〖来　　源〗为菊科多年生草本植物蒲公英及其多种同属植物的带根全草。

〖性味归经〗苦、甘，寒，归肝、胃经。

〖功能主治〗清热解毒，消痈散疔，利湿通淋。主治痈肿疔毒，乳痈内痈，目赤肿痛，毒蛇咬伤；湿热下注，热淋涩痛；湿热黄疸；亦可用治产后乳汁不通等。

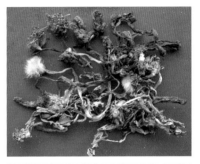

蒲公英

选购提示

干燥的根，略呈圆锥状，弯曲，长4~10厘米，表面棕褐色、皱缩，根头部有棕色或黄白色的茸毛，或已脱落。叶皱缩成团，或成卷曲的条片。外表绿褐色或暗灰绿色，叶背主脉明显，时有不完整的头状花序。气微，味微苦。

⚠ **注意事项**　外用适量。用量过大，可致缓泻。

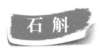

石斛

〖来　　源〗为兰科多年生草本植物环草石斛、马鞭石斛、黄草石斛、铁皮石斛或金钗石斛的茎。

〖性味归经〗甘，微寒。归胃、肾经。

〖功能主治〗养阴清热，益胃生津。主治阴伤津亏，口干烦渴，食少干呕，胃脘灼痛，肾虚目暗，视力减退，内障失明，肾虚痿痹，腰脚软弱。

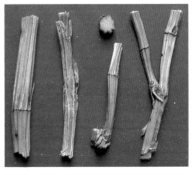

石斛

选购提示

鲜石斛　呈圆柱形或扁圆柱形，长约30厘米，直径0.4~1.2厘米，表面黄绿色，光滑或有纵纹，节明显，色较深，节上有膜质叶鞘。肉质，多汁，易折断。气微，味微苦而回甜，嚼之有黏性。

环草石斛　呈细长圆柱形，常弯曲或盘绕成团，长15~35厘米，直径0.1~0.3厘米，节间长1~2厘米，表面金黄色，有光泽，具细纵纹。质柔韧而实，断面较平坦。无臭，味淡。

黄草石斛　长30~80厘米，直径0.3~0.5厘米，节间长2~3.5厘米。表面金黄色至淡黄褐色，具纵沟。体轻，质实，易折断，断面略呈纤维性。嚼之有黏性。

马鞭石斛　呈长圆锥形，长40~120厘米，直径0.5~0.8厘米，节间长3~4.5厘米。表面黄色至暗黄色，有深纵槽。质疏松，断面呈纤维性，味微苦。

金钗石斛　呈偏圆柱形，长20~40厘米，直径0.4~0.6厘米，节间长2.5~3厘米。表面金黄色或黄中带绿色，有纵沟。质硬而脆，断面呈纤维性，味苦。

耳环石斛　呈螺旋形或弹簧状，一般为2~4个旋纹，茎拉直后长3.5~8厘米，直径0.2~0.3厘米。表面黄绿色，有细纵皱纹，一端可见茎基部留下的短须根。质坚实，易折断，断面平坦，嚼之有黏性。

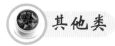

其他类

冬虫夏草

『来　　源』为麦角菌科真菌冬虫夏草寄生在蝙蝠蛾科昆虫幼虫上的子座及幼虫尸体的复合体。

『性味归经』甘，平。归肺、肾经。

『功能主治』益肾壮阳，补肺平喘，止血化瘀。主治肾虚腰痛，阳痿遗精，久咳虚喘，劳嗽痰血。

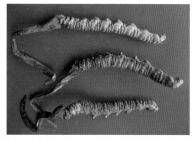

冬虫夏草

由虫体及头部长出的子实体相连而成。虫体形如蚕，长3~5厘米，粗约0.3~0.8厘米。外表土黄至黄棕色，偶棕褐色，粗糙，环纹明显，近头部环纹较细，共有20~30条环纹，全身有足8对，3对，中部4对，近尾部1对，以中部4对最明显。头部黄红色，尾如蚕尾。质脆，易折断，断面略平坦，白色略发黄。子实体深棕色至棕褐色，细长，圆柱形，一般比虫体长，长4~8厘米，粗约3毫米，表面有细小纵向皱纹，顶部稍膨大。质柔韧，折断面纤维状，黄白色，气微腥，味淡。

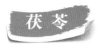

茯苓

〖来　　源〗为多孔菌科真菌茯苓的菌核。

〖性味归经〗甘、淡，平。归心、脾、肾经。

〖功能主治〗利水渗湿，健脾，安神。主治水肿，小便不利，脾胃虚弱，食少纳呆，倦怠乏力，脾虚湿泻，心悸，失眠。

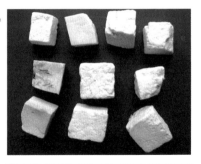

茯苓

选购提示

茯苓个　呈类球形、椭圆形、扁圆形或不规则团块，大小不一。外皮薄而粗糙，棕褐色至黑褐色，有明显的皱缩纹理。体重、质坚实，断面颗粒性，有的具裂隙，外层淡棕色，内部白色、少数淡红色，有的中间抱有松根。无臭、味淡，嚼之黏牙。

茯苓皮　为削下的茯苓外皮，形状大小不一。外面棕褐色至黑褐色，内面色白色或淡棕色。质较松软，略具弹性。

茯苓块　为去皮后切制的茯苓，呈块片状，大小不一。白色、淡红色或淡棕色。

⚠ **注意事项**　虚寒精滑者忌服。

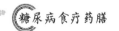

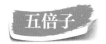

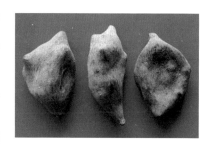

五倍子

[来　　源] 为漆树科落叶灌木或小乔木植物盐肤木、青麸杨或红麸杨叶上的虫瘿，主要由五倍子蚜寄生而形成。

[性味归经] 味酸、涩，性寒。归肺、大肠、肾经。

[功能主治] 敛肺降火，涩肠止泻，固精止遗，敛汗止血。主治肺虚久咳，肺热痰嗽，久泻久痢，肛脱不收，子宫下垂等。

选购提示

　　呈长圆形或纺锤形囊状，长2.5~9厘米，直径1.5~4厘米。表面灰褐色或淡棕色，并被有灰黄色滑软的柔毛。质硬而脆，易破碎，断面角质状，有光泽，壁厚2~3毫米，内壁平滑，内有黑褐色死蚜及灰色粉末状排泄物。气特异，味涩。

⚠ **注意事项**　湿热泻痢者忌用。

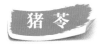

猪苓

[来　　源] 为多孔菌科真菌猪苓的菌核。

[性味归经] 甘、淡、平。归肾、膀胱经。

[功能主治] 利水渗湿。主治小便不利，水肿，泄泻，淋浊，带下。

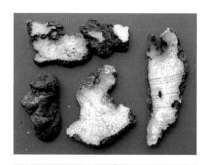

猪苓

　　呈不规则的长形块状或近圆形块状，大小粗细不等，长形的多弯曲或分枝如姜，长约10~25厘米，径约3~8厘米，圆块状的直径约3~7厘米。外表面灰黑色或棕黑色，全体有瘤状突起或明显的皱纹，常附有泥土砂石或寄生植物的细根。质坚实而重或松软而轻。折断面白色或淡棕色，略呈颗粒状、细腻，按之略软。气无、味淡。

⚠ **注意事项**　无水湿者忌用。

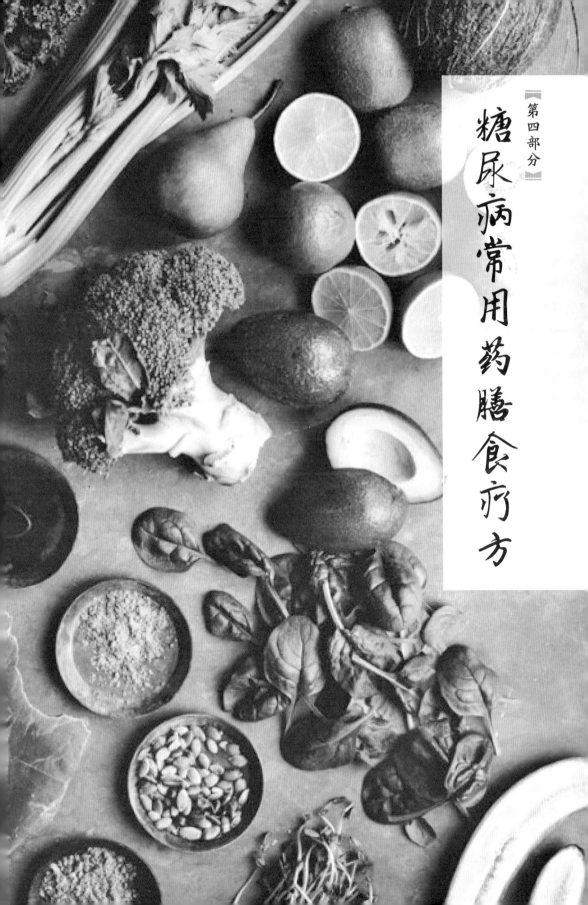

第四部分

糖尿病常用药膳食疗方

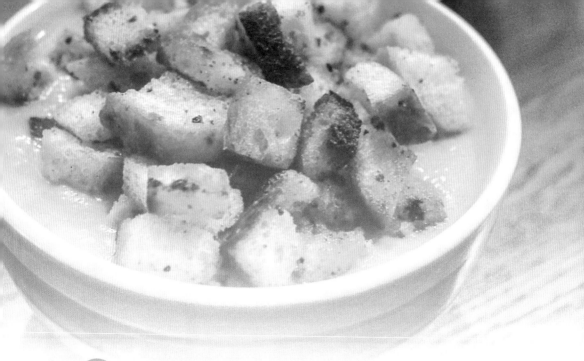

粥粉饭类

葛根速食粥

【配方】葛根粉 40 克　温水 100 毫升　沸水 150 毫升

【功效】生津止渴，解毒。

【制法】1.将 40 克葛根粉放在碗内，用 100 毫升温水调均；冲粥做汤均可。

2.再加用 150 毫升沸水冲成糊状即可。

【食法】每日一次，葛根味甘辛凉，药食两用，佐餐食用。

淮山药粳米粥

【配方】淮山药 50 克　黄精 15 克　沙参 15 克　粳米 50 克

【功效】清胃泻火，养阴生津。

【制法】将淮山研为细粉，黄精、沙参加水煎煮，过滤取汁，以药汁加粳米、山药粉煮粥。

【食法】代早餐服食。

【配方】羊胰 200 克　大米 100 克　葱花 5 克　芝麻油 1 克
　　　　清水 700 毫升　精盐 2 克

【功效】清肺热，止消渴。

羊胰粥

【制法】1. 将羊胰洗净，切块；大米淘洗干净。
　　　　2. 将大米、羊胰放入锅内，加入清水，煮至成粥，调入葱花、芝麻油、精盐即可。

【食法】每日 1 次，作早餐服用。

【配方】玉竹（或鲜玉竹）15~20 克（鲜者用 30~60 克）
　　　　芡实 20 克　粳米 100 克

【功效】滋阴润肺，生津止渴。

玉竹芡实粥

【制法】1. 先将新鲜肥玉竹洗净，去掉根须，切碎煎取浓汁后去渣，或用干玉竹煎汤去渣，
　　　　2. 入芡实、粳米，加水适量煮为稀粥，粥成后稍煮一二沸即可。

【食法】可作早晚餐食用，5~10 日为 1 个疗程。

【配方】天花粉 30 克（鲜品 60 克）　生地黄 50 克
　　　　大米 100 克

【功效】滋阴润肺，生津止渴。

天花粉生地粥

【制法】1. 先将天花粉、生地黄洗净，去掉根须，切碎煎取浓汁后去渣。
　　　　2. 入大米，加水适量煮为稀粥，粥成后稍煮一二沸即可。

【食法】可作早晚餐食用，每日 1~2 次，5~10 日为 1 个疗程。

黑芝麻糙米粥

【配方】糙米 100 克　黑芝麻 100 克　水 300 毫升

【功效】润肠生津通便。

【制法】1. 糙米洗净沥干。

2. 锅中加水煮开，放入糙米搅拌一下，待水开后改中小火熬煮45分钟，放入黑芝麻续煮5分钟即成。

【食法】每日 1 次，作早餐服用。

百合葛根莲子粥

【配方】百合 10 克　葛根 10 克　莲子 20 克　大米 150 克　清水 700 毫升

【功效】补肺清热，滋阴止渴。

【制法】1. 将百合、莲子洗净，撕成瓣状；葛根切片；大米淘洗干净，去泥沙。

2. 将葛根放入锅内，加入清水、大米、百合、莲子，先用武火烧沸，改用文火煮50分钟即成。

【食法】每日 1 次，作早餐服用。

沙参麦冬莲子粥

【配方】北沙参 10 克　麦冬 15 克　莲子 20 克　大米 100 克　清水 700 毫升

【功效】滋阴健脾，生津止渴。

【制法】1. 将北沙参洗净，润透，切 2 厘米长的段；麦冬、莲子洗净，浸泡一夜，去心；大米淘洗干净。

2. 将北沙参、大米、莲子、麦冬、清水同放锅内，将锅置武火上烧沸，再用文火煮50分钟即可食用。

【食法】每日 1 次，作早餐服用。

五味淮山粥

【配方】五味子 15 克　淮山 20 克　清水 700 毫升

【功效】益气生津，补肾养心。

【制法】1.将五味子洗净,去杂质;淮山浸泡2小时,切成薄片。

　　　　2.将五味子、淮山放入锅内，加入清水，置武火上烧沸，再用文火煮55分钟即成。

【食法】每日 1 次，作早餐服用。

淮山胡椒猪肚粥

【配方】淮山 20 克　胡椒 3~5 克　猪肚 100 克　大米 100 克精盐 2 克　清水 700 毫升

【功效】补虚止烦渴。

【制法】1.将猪肚洗净腥味，切成3厘米长、2厘米宽的条块，放入沸水锅中氽去血水；大米淘洗干净；山药洗净，切片。

　　　　2.将淮山、猪肚（内放胡椒）、大米、清水同放入电饭煲内，煲熟调入精盐即可食用。

【食法】每日 1 次，作早餐服用。

黄鳝姜汁粳米饭

【配方】粳米 100 克　鳝鱼 150 克　玉米油 10 毫升姜汁 20 克　盐 2 克

【功效】补虚损。

【制法】1.将黄鳝洗净，去骨切丝，其血留下待用；用姜汁、玉米油、食盐将黄鳝丝拌匀备用。

　　　　2.将粳米淘净焖米饭；待米饭焖至水将干时把拌好的黄鳝丝放在饭面上，用文火焖熟即可。

【食法】可作早晚餐食用，每日 1~2 次，5~10 日为 1 个疗程。

荆芥 桔梗粥

【配方】荆芥 10 克　桔梗 15 克　甘草 5 克　粳米 60 克

【功效】清热宣肺，利咽止咳。用于糖尿病并发扁桃体炎属 风热者。

【制法】前 3 味布包水煎水去渣，加粳米煮粥吃。供早餐食用。

【食法】每日 1~2 次，可连服 3~4 周。

黄芪 淮山粥

【配方】黄芪 30 克　淮山 60 克　大米 100 克

【功效】补脾养胃，生津润肺。

【制法】1.先将黄芪洗净，去掉根须，切片煎取浓汁后去渣。

　　　　2.将大米加到锅内，加水适量煮为稀粥，粥成后加 入淮山，煮沸即可。

【食法】可作早晚餐食用，每日 1~2 次，5~10 日为 1 个疗程。

淮山 萸肉粥

【配方】淮山 60 克　生地 30 克　山萸肉 15 克　大米 100 克

【功效】滋阴润肺，补肾涩精。

【制法】1.先将生地、山萸肉洗净，去掉根须，切碎煎取浓 汁后去渣。

　　　　2.入大米，加水适量煮为稀粥，粥成后加入淮山， 煮沸即可。

【食法】可作早晚餐食用，每日 1~2 次，5~10 日为 1 个疗程。

淮山 莲子粥

【配方】淮山 50 克　莲子 30 克　大米 100 克

【功效】滋阴润肺，生津止渴。

【制法】1.先将淮山、莲子洗净，去掉根须，切碎煎取浓汁 后去渣。

　　　　2.入大米，加水适量煮为稀粥，粥成后煮沸即可。

【食法】可作早晚餐食用，每日 1~2 次，5~10 日为 1 个疗程。

【配方】淮山 50 克　枸杞子 20 克　生地 10 克　大米 100 克

【功效】滋阴润肺，生津止渴。

【制法】1. 先将淮山、枸杞子、生地洗净，去掉根须，切碎煎取浓汁后去渣。

　　　　2. 入大米，加水适量煮为稀粥，粥成后煮沸即可。

【食法】可作早晚餐食用，每日 1~2 次，5~10 日为 1 个疗程。

【配方】鲜韭菜 60 克　大米 100 克　精盐适量

【功效】滋阴润肺，生津止渴。

【制法】1. 先将韭菜洗净切细。

　　　　2. 入大米，沸后加入韭菜煮成粥，粥成后煮沸加适量精盐调味食用。

【食法】可作早晚餐食用，每日 1~2 次，5~10 日为 1 个疗程。

【配方】小米 100 克　大米 100 克　水 300 毫升

【功效】补虚损。

【制法】1. 将小米、大米洗净，加入 300 毫升水，加盖浸泡 20 分钟。

　　　　2. 高火煮大约 15 分钟；关火 10 分钟后取出即食。

【食法】可作早晚餐食用，每日 1~2 次，5~10 日为 1 个疗程。

菜肴类

【配方】人参 3 克　鸡蛋（去黄）1 个　盐 2 克

【功效】益气养阴，止消渴。

【制法】将人参研末，与鸡蛋清调匀，温水调服即可。

【食法】每日 1 次，佐餐食用。

【配方】南瓜 250 克　鲜淮山 100 克　田鸡肉 90 克
　　　　大蒜 15 克　葱白 20 克　胡椒 10 克　盐 6 克
　　　　食用油 10 克

【功效】益气养阴，降糖止渴。

南瓜淮山炒田鸡

【制法】1.将田鸡用清水养 2 日，去泥沙，取田鸡肉洗净备用。

　　　　2.南瓜、淮山去皮切块，大蒜适量捣烂。

　　　　3.炒锅内油五成热时入大蒜炝锅，再入南瓜、淮山翻炒，加入田鸡、葱白和适量清水，文火煮半小时，加胡椒、盐调味即可。

【食法】每日 1 次，佐餐食用。

【配方】冬瓜 60 克　虾米 20 克　食盐 5 克　姜 5 克　蒜 6 克
　　　　料酒 5 克　姜汁 3 克　植物油 5 克　酱油 4 克

【功效】清热解暑，利水消肿。

【制法】1.海米用沸水泡 5 分钟；沥干水分，用姜汁，料酒腌制 5 分钟；用漏勺沥干水分备用。

海米冬瓜

　　　　2.冬瓜去皮，去瓤洗净切薄片，用盐腌制 5 分钟；腌好的冬瓜沥干水备用，蒜姜切片。

　　　　3.锅内少许油烧热，下冬瓜炒半分钟，盛出。

　　　　4.继续放油，烧热，炒蒜姜至有香味，捞出蒜姜；下海米翻炒至稍微变色，加冬瓜翻炒 90 秒，加清水、虾米、姜汁、酱油加盖焖 2 分钟即可。

【食法】每日 1~2 次，可连服 3~4 周。

【配方】鲫鱼 500 克　绿茶 10 克　盐 2 克　酱油 15 毫升

【功效】补虚，止消渴。

【制法】鲜鲫鱼保留鱼鳞，洗净后腹内装满绿茶，放盘中，
　　　　上蒸锅清蒸熟透淋上酱油、加盐即可。

【食法】每日 1 次，淡食鱼肉。

清蒸鲫鱼

【配方】南瓜 60 克　面粉 120 克　植物油 20 克　食盐 5 克

【功效】生津止渴降糖。

【制法】1. 南瓜削皮去瓤后，洗净切成片；两面都拍些面粉。
　　　　2. 热锅倒油，将南瓜两面煎熟，最后撒上盐即可。

【食法】每日 1~2 次，可连服 3~4 周。

椒盐南瓜

【配方】蟹 1 只　鸡蛋 2 个　色拉油 5 克　食盐 3 克　葱 70 克
　　　　姜 3 克　小蒜 3 克　生抽 10 克　料酒 10 克

【功效】清热止咳，生津止渴。

【制法】1. 蟹洗净斩件，葱切葱花或拉葱丝，放一旁待用。

　　　　2. 鸡蛋 2 个取蛋清，加入适量盐、生抽、米酒及切
　　　　　 成碎粒的生姜、蒜籽，搅匀，将螃蟹块放进鸡蛋
　　　　　 清中。

　　　　3. 水烧开，将螃蟹放入蒸锅中，蒸约 15 分钟左右。

　　　　4. 取出螃蟹，将葱丝放在螃蟹上，另锅烧热油，淋
　　　　　 于葱蟹上，即成。

葱油蟹

【食法】每日 1 次，可连服 3~4 周。

【配方】鸡肉 120 克　糯米 20 克　干香菇 20 克　荷叶 10 克
　　　　色拉油 20 克　食盐 4 克　葱 3 克　姜 3 克
　　　　生抽 4 克　老抽 4 克　蚝油 5 克　香油 5 克
　　　　白胡椒 3 克　五香粉 3 克

【功效】健脾消食，补肝明目，清热解毒。

【制法】1. 鸡肉去皮去骨，切成小块或条后洗净沥干，加上所有调料和葱姜拌匀；密封冷藏，腌制至少 2 小时，最好过夜。

　　　　2. 糯米浸泡 3 小时以上，最好一晚，用之前淘洗干净，沥干；干香菇泡发，彻底洗净；腌好的鸡腿肉取出，拣掉里边的葱姜；荷叶冲洗一下，入沸水中快速焯烫后捞出，过凉水冲净。

　　　　3. 荷叶铺在蒸屉上，擦干表面的水分；铺上一层糯米，再铺上鸡肉香菇，最后再盖上一层糯米；将荷叶包起覆盖。

　　　　4. 电压锅内胆中倒入少许水（水量不要淹到蒸屉中的材料），放入蒸屉，盖上蒸屉盖；电压锅保压 20 分钟；至鸡肉熟烂即可。

【食法】每日 1~2 次，可连服 3~4 周。

【配方】牛肉末 100 克　冬瓜 250 克　酱油 5 克　香油 5 克
　　　　盐 5 克　葱 3 克　姜 3 克

【功效】滋阴生津止渴。

【制法】牛肉末用葱、姜、酱油调匀；水煮开，将牛肉末挤成丸子放入锅中，随即放冬瓜和盐，煮至熟透，浇上香油即成。

【食法】每日 1~2 次，佐餐服用。

糖尿病食疗药膳

【配方】仙茅 45 克　乌骨鸡一只（约 1000 克）　白豆蔻 10 克
　　　　茯苓 10 克　黄精 10 克　清水 100 毫升　味精 4 克
　　　　胡椒粉 4 克　盐 3 克　料酒 6 克

【功效】补肾益虚，适用于阴阳两虚型病人。

仙茅鸡

【制法】1. 乌骨鸡宰杀去毛及内脏，洗净切块，放入沸水中
　　　　　　汆透，捞出后再洗净。
　　　　2. 将洗净后的仙茅用布包纳入鸡腹内，把整只鸡放
　　　　　　入锅内，连同洗净后的白豆蔻、茯苓、黄精一同
　　　　　　入锅，淋上料酒。
　　　　3. 文火炖熟 2 小时，放入调料即成。

【食法】作为佐餐菜肴，分次食用。

【配方】木耳 8 朵　山药 1 根　西芹 200 克　食盐 5 克
　　　　醋 8 克　葱 5 克　蒜 5 克　植物油 10 克　淀粉适量

【功效】清胃涤肠，生津止渴。

西芹木耳炒山药

【制法】1. 在沸水中放入盐，再加入木耳，快速焯烫，可以
　　　　　　让木耳快速变软。
　　　　2. 温水中放入木耳，加入两勺淀粉，进行搅拌，可
　　　　　　去除木耳上细小的杂质和残留的沙粒；木耳温水
　　　　　　泡发、去蒂，用手撕开。
　　　　3. 山药去皮切薄片，立即浸泡在盐水中，以防止氧
　　　　　　化发黑；西芹摘叶、洗净、切段。
　　　　4. 锅中入油，爆香葱、蒜，倒入山药快速煸炒，再
　　　　　　倒入木耳、山药，调入盐、醋煸炒 2 分钟即可。

【食法】每日 1~2 次，可连服 3~4 周。

【配方】淮山 100 克　木耳 4 朵　瘦肉 50 克　盐 3 克　油 15 克
　　　生抽、米酒、鸡精适量

【功效】纤体，降血糖。

【制法】1. 瘦肉切薄片，加生抽、料酒、水淀粉腌制十几分钟；
　　　　　淮山切薄片备用；木耳用清水泡软，摘去根部，撕
　　　　　成小朵，清洗干净。

　　　　2. 锅中油热后，放入肉片翻炒至完全变色，盛出备用。

　　　　3. 锅中重新放少许油，放入山药、木耳翻炒均匀，
　　　　　加少许清水翻炒至熟；放入肉片翻炒均匀，加盐、
　　　　　鸡精调味即可。

【食法】每日 1~2 次，可连服 3~4 周。

淮山木耳
炒瘦肉

【配方】西瓜 1 块（约 200 克）　毛豆 60 克　色拉油 15 克
　　　食盐 4 克　鸡精 3 克　干红辣椒、糖适量

【功效】清热解暑，生津止渴。

【制法】1. 西瓜皮削去外层青皮，去掉内层红瓤，切丝，加盐腌。

　　　　2. 西瓜皮腌至少 30 分钟后，用水冲洗，挤干水分。

　　　　3. 毛豆冲洗干净，沥干水，干红辣椒剪成小段。

　　　　4. 锅中热油，放辣椒炝锅，放毛豆炒至脱皮状加西
　　　　　瓜皮丝一起翻炒 1~2 分钟，加少许糖和鸡精出锅。

【食法】每日 1~2 次，可连服 3~4 周。

西瓜皮
炒毛豆

【配方】冬瓜 150 克　植物油 9 克　盐 5 克　蒜 10 克

【功效】清素适口，消脂利水。

【制法】冬瓜去皮切成长方块；油锅烧热后，爆香蒜蓉，下
　　　冬瓜煸炒，待半熟，稍加水，盖上锅盖烧开，加盐
　　　即成。

【食法】每日 1~2 次，佐餐服用。

素炒冬瓜

  糖尿病食疗药膳

【配方】鸡肉 500 克　菊花瓣 30 克　百合 30 克　鸡蛋 3 个
　　　　葱 5 克　姜 5 克　盐 3 克　料酒 10 克　胡椒粉 5 克
　　　　淀粉 8 克　味精 4 克　麻油 5 克

【功效】健脾益气，补肝明目。

【制法】1. 鸡肉洗净，去皮切片；菊花、百合用冷水轻轻洗净；
　　　　　葱切小段；鸡蛋留蛋清。

菊花百合炒鸡

　　　　2. 鸡肉片用蛋清、盐、料酒、胡椒粉、淀粉调匀，
　　　　　再用盐、味精、麻油调成汁。

　　　　3. 起油锅，鸡肉片滑散滑透，捞出；葱、姜入油锅
　　　　　煸炒，入鸡片、料酒再稍炒，把汁倒入锅内翻炒，
　　　　　再入菊花、百合稍炒即成。

【食法】每日 1~2 次，佐餐服用。

【配方】百合 30 克　莲子 30 克　南瓜 200 克　盐 3 克　油 15 克

【功效】滋补，安心养神，降糖。

【制法】1. 南瓜对半切开，削去外皮，挖出内瓤，切成薄厚
　　　　　适宜的片。

　　　　2. 百合剥成瓣，去掉外边褐色部分，莲子洗净。

百合莲子炒南瓜

　　　　3. 大火烧开锅中的水，放入百合瓣、莲子汆烫 2 分
　　　　　钟，捞出，沥干水分。

　　　　4. 炒锅内放入油，烧至七成热时放入南瓜片，翻炒
　　　　　均匀。

　　　　5. 加入适量水稍稍没过南瓜，调入盐，大火煮开后
　　　　　小火焖七八分钟至南瓜熟软即成。

【食法】每日 1~2 次，可连服 3~4 周。

【配方】口蘑 5 克　白菜 250 克　酱油 10 克　盐 4 克
植物油 10 克

【功效】清热宣肺，利咽止咳。用于糖尿病并发扁桃体炎属
风热者。

**口蘑
烧白菜**

【制法】温水浸泡口蘑，去蒂洗净，留用第一次浸泡的水；
白菜洗净，切成寸段；油锅熬热后，下白菜煸至半熟，
再将口蘑、酱油、盐放入，并加入口蘑汤，盖上锅盖，
烧至入味即成。

【食法】每日 1~2 次，佐餐服用。

【配方】萝卜 200 克　香菜 10 克　青蒜 10 克　植物油 9 克
酱油 10 克　盐 5 克　葱 2 克　姜 2 克

【功效】清热宣肺，利咽止咳。

素炒萝卜

【制法】1.将萝卜洗净，切成滚刀块；油锅烧热后，放入萝
卜煸炒几下，放入各种佐料。

2.加少量温水，盖上锅盖烧热；起锅时撒上香菜和
青蒜即可。

【食法】每日 1~2 次，佐餐服用。

【配方】菠菜 250 克　酱油 5 克　醋 5 克　盐 4 克
香油 5 克　淀粉适量

【功效】宽肠润燥。

酸菠菜

【制法】将菠菜洗净，切成寸段；锅内放肉汤煮开，加入菠菜、
盐，并把淀粉用酱油、醋调匀放入汤中，开锅即熟；
进食前淋上香油即可。

【食法】每日 1~2 次，佐餐服用。

虾仁油菜

【配方】鲜虾仁 50 克　油菜 200 克　植物油 9 克　淀粉 5 克
　　　　酱油 5 克　盐 5 克　料酒 3 克　葱 3 克　姜 3 克

【功效】补脾益气。

【制法】1.虾仁洗好，用料酒、酱油和淀粉拌匀，油菜洗净
　　　　　切成寸段，油烧热后先下虾仁煸炒几下盛出，再
　　　　　煸炒油菜至半熟。

　　　　2.加入其他佐料，倒入虾仁，旺火快炒即可起锅。

【食法】每日 1~2 次，佐餐服用。

百合炸鸡

【配方】母鸡 1 只　鲜百合心 10 个　熟火腿末 5 克　花椒 6 克
　　　　茴香 5 克　姜 3 克　料酒 10 克　盐 3 克　酱油、麻油适量

【功效】健脾益气，补肺安神。

【制法】1.鸡去毛去内脏，洗净，用花椒、茴香、酱油、盐
　　　　　腌 8 小时后，上笼蒸烂取出。

　　　　2.将百合心汆熟捞出，做成菊花状，百合心中撒入
　　　　　火腿末。

　　　　3.油锅烧至七成熟，把鸡放入油锅内，炸成金黄色时
　　　　　捞出，淋上麻油装盘，将百合心放在鸡四周即可。

【食法】每日 1~2 次，佐餐服用。

**苦瓜
摊鸡蛋**

【配方】苦瓜 250 克　鸡蛋 2 个　植物油 15 克　盐 3 克

【功效】清心除烦，止消渴。

【制法】1.洗净苦瓜后从中间剖开去瓤，切成片，用开水烫
　　　　　过后沥干水分。

　　　　2.把鸡蛋打入碗中加入食盐，把苦瓜倒入搅拌均匀。

　　　　3.锅内放少许植物油烧热后倒入鸡蛋、苦瓜摊熟装
　　　　　盘即可。

【食法】每日 1 次。佐餐食用

【配方】凤尾菇250克　海参（水浸）100克　黄瓜30克
　　　　青豆15克　味精1克　盐2克　料酒3克　酱油3克
　　　　大葱4克　姜3克　香油1克　淀粉5克　猪油50克

【功效】温补气血，健脾益肾。适合怀孕晚期伴血糖升高的
　　　　准妈妈。

海参烩
鲜蘑

【制法】1.海参洗净，去掉内膜，先切成长条再改刀切成丁；
　　　　　凤尾菇切成小块，葱切成小段，姜切末，青豆洗净，
　　　　　黄瓜切丁。

　　　　2.将海参、凤尾菇、青豆倒进沸水锅内汆透，捞出
　　　　　控净水。

　　　　3.炒锅上火烧热，倒入猪油，五成热时下葱姜烩锅，
　　　　　烹入料酒、酱油及少许清水，沸后撇去浮沫，下
　　　　　入海参、凤尾菇、青豆、黄瓜丁、盐、味精，锅
　　　　　再沸后，用湿淀粉10克(淀粉5克加水)勾芡，淋
　　　　　上香油即成。

【食法】分2次食用。佐餐食用。

【配方】黄精30克　党参30克　淮山30克　仔母鸡1只（约
　　　　1000克）　生姜6克　葱6克　食盐4克　味精3克

【功效】益气补虚，滋阴润燥。可用于脾胃虚弱、肺肾阴虚者。

黄精蒸鸡

【制法】1.将仔母鸡宰杀后，去毛和内脏，剁成块，放入沸
　　　　　水锅内烫3分钟捞出，洗净血沫。

　　　　2.装入汽锅内，加入葱、姜、食盐、味精，再将洗
　　　　　净的黄精、党参、淮山放入，盖好汽锅盖。

　　　　3.上笼蒸3小时取出，即可食用。

【食法】空腹食之为宜，每次以100~200克量较为合适。

苁蓉板栗鸡

【配方】鸡肉250克　肉苁蓉30克　板栗15枚　薏苡仁15克
香菇5个　葱3克　姜3克　料酒10克　盐3克
植物油适量

【功效】补肾壮阳，益中养精。

【制法】1. 鸡肉洗净，切小块；肉苁蓉洗净，先煎浓汁。

2. 薏苡仁浸泡，板栗去壳，香菇浸软切小块，葱姜切丝。

3. 起油锅，先炒鸡肉，加葱、姜，炒后加肉苁蓉煎汁，再与薏苡仁、板栗、香菇同煮，加调料煮熟即成。

【食法】每日1~2次，佐餐服用。

凉拌黄瓜筱麦面条

【配方】筱麦干面条100克　黄瓜250克　大蒜20克
香油10克　盐3克

【功效】益气养阴，止消渴。

【制法】1. 筱麦干面条温水浸泡20分钟捞出，摊凉。

2. 将洗净的黄瓜切成丝，加盐、蒜泥、香油调拌即可。

【食法】每日1次，佐餐食用。

南瓜摊鸡蛋

【配方】南瓜250克　鸡蛋2个　食醋10克　植物油15克
盐3克　味精适量

【功效】清心除烦，止消渴。用于糖尿病口干烦燥自汗、盗汗者。

【制法】1. 南瓜切丝放入碗中，打入鸡蛋，放少许食盐、味精搅拌均匀。

2. 锅放在火上倒入少许植物油烧热后倒入搅拌好的南瓜鸡蛋糊，摊平烤熟；放入食醋、味精可增加味道。

【食法】每日1次，佐餐食用。

【配方】苦瓜 100 克　魔芋粉丝 150 克　花椒油 10 克
　　　　鸡精 5 克　大蒜 20 克　盐 2 克

【功效】清心明目，通便解暑。胃寒和腹泻者慎用。

【制法】1. 将苦瓜洗净切丝，用沸水焯一下，再用冷水冲洗 3
　　　　　遍，淋尽水后备用。

　　　　2. 将魔芋干粉丝煮 2~3 分钟变软，冷水冲后与苦瓜放
　　　　　在一起，再放入花椒油、盐、鸡精、蒜泥拌匀即可。

【食法】每日 1 次，佐餐食用。

【配方】牛肉 100 克　白萝卜 150 克　生姜 10 克　料酒 15 克
　　　　盐 3 克

【功效】温阳补肾，益肺生津。

【制法】1. 将牛肉洗净，切成块，用沸水焯一下，备用。

　　　　2. 先把牛肉块放入锅内，加姜、料酒，炖至快熟时，
　　　　　将萝卜放入炖到牛肉烂熟，加入盐等调味料即可。

【食法】每日 1 次，佐餐食用。

【配方】枸杞子 30 克　党参 10 克　母鸡 1 只（约 500 克）
　　　　生姜 10 克　葱花 5 克　胡椒 5 克　盐 2 克　味精适量

【功效】清心明目，通便解暑。适用于糖尿病肾气虚弱者。

【制法】1. 将母鸡清水洗净，入沸水锅内余去血水，放入锅中。

　　　　2. 将枸杞子、党参清水洗净后，放入锅中，生姜、
　　　　　葱花、胡椒也同时下锅，加入清水适量。

　　　　3. 先用武火将汤锅烧沸，捞去浮沫，用文火焖煮
　　　　　1 小时，待鸡肉酥烂，食用时，加入味精、盐调味。

【食法】每日 1 次，佐餐食用。

【配方】 苦瓜 250 克　鸡翅膀 1 对　姜汁 8 克　黄酒 10 克　
植物油 10 克　大蒜 15 克　盐 3 克

【功效】 解暑生津，清心除烦。

苦瓜焖鸡翅

【制法】 1. 将鸡翅膀洗净切片，用沸水焯一下，备用。

2. 将鸡翅放入锅内，淋上黄酒、姜汁、大蒜，用植物油爆炒 3 分钟后调至文火。

3. 加入适量水，同洗净后的苦瓜一起焖，至鸡肉熟烂，加入盐拌匀即可。

【食法】 每日 1 次，佐餐食用。

【配方】 丹参 15 克　红花 10 克　桃仁 10 克　田七片 5 克　
茶叶 4 克　鸡蛋 4 枚

【功效】 温补气血，活血化瘀。

活血茶叶蛋

【制法】 1. 将丹参、红花、桃仁、田七片加水煎煮 30 分钟后，离火冷却。

2. 然后放入鸡蛋、茶叶同煮；鸡蛋熟后打破蛋壳，在药液中浸泡至蛋清呈紫红色时即可。

【食法】 每天吃 1 个鸡蛋，佐餐食用。

【配方】 鲫鱼 1 条（500 克）　当归 10 克　桃仁 10 克　
荷叶 20 克　黄酒 20 克　花椒 3 克　酱油 8 克　
大蒜 15 克　生姜 10 克　盐 3 克

【功效】 温补气血，活血化瘀。适合糖尿病病足病人食疗。

当归鲫鱼

【制法】 将鲫鱼去内脏清洗干净后，把其他原料一起装入鱼肚中，外面用荷叶包裹后，在烤箱中烤熟即可食用。

【食法】 每日 1 次，分 2 次食用，佐餐食用。

【配方】油菜心 400 克　香菇（鲜）150 克　料酒 10 克
　　　　盐 5 克　味精 3 克　鸡油 10 克　花生油 65 克
　　　　白糖 2 克　鸡汤 50 克

【功效】清热解毒，健脾和胃。

【制法】1. 将油菜心洗净，在根部剞上十字花刀。
　　　　2. 将锅内加油烧至六成热，放入油菜心炸至呈脆绿色时倒入漏勺滤油。
　　　　3. 锅内留底油 15 克，加入鸡汤、精盐、味精、白糖，油菜心煸炒入味，出锅将菜心整齐地摆入盘内。
　　　　4. 锅内另加油，放入鸡汤、香菇、料酒、精盐、味精烧透，用湿淀粉 10 克（淀粉 5 克加水）勾芡，淋入鸡油，出锅浇入盛油菜的盘中即成。

【食法】每日 1~2 次，佐餐服用。

香菇油菜

【配方】茯苓 30 克　猪苓粉 10 克　豆腐 500 克　松仁 40 克
　　　　胡萝卜 25 克　香菇（鲜）30 克　鸡蛋清 40 克
　　　　盐 3 克　料酒 5 克　淀粉 5 克　生姜 10 克

【功效】健脾生津，清心安神。适合糖尿病病足者食疗。

【制法】1. 豆腐挤压除水，切成小方块；香菇、胡萝卜洗净，切成菱形薄片；鸡蛋清打至泡沫状。
　　　　2. 将豆腐块撒上茯苓、猪苓粉、盐。
　　　　3. 将豆腐块摆平，抹上鸡蛋清，摆上香菇、胡萝卜、松仁。
　　　　4. 入蒸锅内用旺火蒸 10 分钟，取出。
　　　　5. 生姜、盐、料酒、水倒入锅内烧开，用淀粉勾成白汁芡，浇在豆腐上即成。

【食法】分 2 次食用，佐餐食用。

二苓豆腐

糖尿病食疗药膳

【配方】山药 1 根 150 克　枸杞子 15 克　白醋 10 克

【功效】健脾补肺，降血糖。适合怀孕晚期伴血糖升高的准
妈妈。

【制法】1.将山药刮去外皮，清水洗净，切条放在清水里浸
泡防止变色。

　　　2.锅中注入清水，上火烧开，放入山药，余 3~4 分
钟捞出，用冷水过凉备用。

　　　3.枸杞子用余过山药的温开水浸泡片刻，泡发后捞
出备用。

　　　4.把余过山药泡过枸杞子的水倒进锅里加大火熬至
浓汤。

　　　5.把过凉的山药段，整齐地码入圆盘中，把泡过水
的枸杞子撒在上面。

　　　6.在把浓汤汁加一点点白醋搅拌均匀浇在山药上
即成（为了让山药更入味,建议把山药放在浓
汤汁里浸泡放在冰箱里密封保存 24 小时在取出
食用）。

【食法】每日 1 次。分 2 次食用。佐餐食用。

【配方】莜麦菜 300 克　色拉油 20 克　盐 3 克　味精适量
大蒜（白皮）20 克

【功效】清热去火，利咽止咳。

【制法】1.莜麦菜择洗干净，切段。

　　　2.油烧热，放入莜麦菜，加入味精和盐，炒到莜麦
菜碧绿关火；放入蒜末，起锅装盘即成。

【食法】每日 1~2 次，佐餐服用。

【配方】黄瓜 100 克　绿豆芽 500 克　盐 3 克　大葱 5 克
　　　　姜 5 克　醋 5 克　香油 3 克

【功效】清暑益气，生津止渴。

黄瓜拌绿豆芽

【制法】1. 将绿豆芽去根，洗净，入开水锅焯熟，捞出沥干水分；黄瓜洗净，切成细丝；葱去根洗净切成葱花；姜洗净去皮切成丝。

　　　　2. 将绿豆芽、黄瓜丝盛入盘中，撒上精盐，加葱花、姜丝拌匀，浇上醋、淋上香油，拌匀即成。

【食法】每日 1~2 次，佐餐服用。

【配方】鸡腿菇（干）250 克　冬菇（鲜）50 克　冬笋 50 克
　　　　大葱 5 克　姜 5 克　花椒 3 克　盐 3 克　味精 1 克
　　　　黄酒 2 克　色拉油 20 克　素汤 200 毫升

【功效】温补气血，滋阴生津。适合怀孕晚期伴血糖升高的准妈妈。

双冬炒鸡腿菇

【制法】1. 将鸡腿菇去蒂洗净，入沸水锅内略焯后捞出，沥干水分；香菇洗净，挤去水分，切成丝；冬笋洗净切丝。

　　　　2. 锅架旺火上，倒入油，烧热后投入花椒，炸至金黄色捞出，花椒不要，放入葱丝、姜丝炝锅，再放入冬笋、冬菇、鸡腿菇煸炒片刻，倒入素汤，加入黄酒、精盐、味精，炒匀即成。

【食法】每日 1 次，分 2 次食用，佐餐食用。

【配方】山药200克　西瓜150克　百合150克　大葱10克
　　　　姜10克　盐3克　味精2克　植物油20克　淀粉5克

【功效】清热解暑，止渴利尿。适合怀孕晚期伴血糖升高的
　　　　准妈妈。

山药西瓜炒百合

【制法】1.山药去皮切丁，西瓜取瓤（去种）切丁，以上两料
　　　　　与鲜百合分别用沸水焯烫。

　　　　2.滑勺内加植物油烧热，加葱姜末烹出香味，放山
　　　　　药、百合炒，随加盐、味精，加西瓜丁急火快炒，
　　　　　用水淀粉勾芡，淋油即成。

【食法】每日1次，分2次食用，佐餐食用。

【配方】炙黄芪45克　白术10克　党参20克　当归15克
　　　　肉桂4克　猪蹄2个（约100克）　黄酒20克
　　　　花椒3克　酱油8克　大蒜15克　生姜10克
　　　　盐3克

【功效】温补气血，活血化瘀。适合糖尿病病足者食疗。

参芪猪蹄

【制法】1.将猪蹄剃毛，洗净后，入沸水锅内氽去血水，
　　　　　和药物、调料一同入锅，加水适量，用大火煮
　　　　　1小时。

　　　　2.猪蹄取出，撇去锅中浮油，将猪蹄再放入锅中，
　　　　　继续用小火煮至肉烂，取出放凉，去除骨头，切
　　　　　成片后装盘即可食用。

【食法】分2次食用，佐餐食用。

【配方】白菜 500 克　豆腐（北）100 克　花生油 25 克
　　　鸡蛋 60 克　豆粉 20 克　味精 2 克　胡椒粉 2 克
　　　盐 2 克

【功效】清热解暑，健脾益肾。

清汤
白菜卷

【制法】1. 用豆腐、鸡蛋、胡椒粉、味精、盐、豆粉调成茸。

2. 白菜洗净去硬梗，用滚水烫一下，沥干水分。

3. 将白菜摊开，上放调好的豆粉茸卷裹成卷，上笼
蒸约 5~10 分钟；蒸好后取出切段。

4. 放入蒸碗内，再入笼蒸熟，翻扣入汤碗中，加汤
汁即成。

【食法】每日 1~2 次，可连服 3~4 周。

【配方】竹笋 60 克　冬菇（干）20 克　胡萝卜 40 克
　　　发菜（干）50 克　花生油 10 克　盐 3 克
　　　味精 2 克　淀粉（玉米）5 克　上汤 240 克
　　　二汤 640 克　老抽、胡椒粉适量

【功效】益胃生津止渴。

三丝
发菜羹

【制法】1. 先将笋丝、冬菇丝、甘笋丝（胡萝卜）、湿发菜，
煮开煨过，滤去水分。

2. 用油起锅，注入上汤和二汤，放入原料，用盐和
味精调味，以老抽调成浅红色，撒上胡椒粉，用
生粉水勾芡即成。

【食法】每日 1~2 次，佐餐服用。

【配方】白菜 350 克　青辣椒 10 克　红辣椒 10 克

　　　　大葱 5 克　姜 3 克　盐 3 克　味精 2 克　淀粉 5 克

　　　　白醋 5 克　香油 5 克　干红辣椒 5 克

【功效】健脾开胃，生津降糖。

【制法】1. 将干辣椒切块，葱切段，姜切成细丝；青、红辣椒去蒂、籽，切菱形片。

　　　　2. 将白菜去叶，留颈部，改成 0.3 厘米厚的抹刀片。

　　　　3. 锅内加少许底油烧热，依次放入葱花、姜丝、干辣椒、青红辣椒片；爆香后加入白醋，然后迅速将切好的白菜放入锅内，入精盐和味精翻炒，勾芡，加少许香油，出锅即成。

【食法】每日 1~2 次，可连服 3~4 周。

酸辣白菜

【配方】鸡腿 200 克　黑枣（无核）15 克　枣（干）15 克

　　　　枸杞子 15 克　苦瓜 50 克　江米酒 30 克　盐 3 克

【功效】温补气血，活血滋阴。适合怀孕晚期伴血糖升高的准妈妈。

【制法】1. 将土鸡腿洗净切块，放入沸水中氽透，捞出后再洗净。

　　　　2. 将苦瓜干、红枣、黑枣、枸杞用清水浸泡半小时后放入砂锅，再放入土鸡腿块用中火煮 15 分钟。

　　　　3. 最后加入江米酒、精盐，再滚煮 3 分钟即可。

【食法】每日 1 次，分 2 次食用，佐餐食用。

苦瓜煮鸡腿

【配方】黄瓜 20 克　木耳 6 克　枸杞子 15 克　香油 6 克　醋 6 毫升　蒜 4 克　花椒 3 克　生抽 6 克　盐 4 克　香菜 4 克

【功效】生津止渴，清暑益气。

【制法】1.黄瓜切片，木耳洗净摘小朵，蒜头剁蒜蓉，炸少许花椒油，香菜切碎。

2.先将黄瓜撒盐略腌，加入蒜蓉和枸杞，木耳焯水后浸入冰水。

3.将腌汁倒掉，混合黄瓜木耳，加花椒油、生抽、醋、盐调味，最后淋少许香油，撒上香菜碎即可。

【食法】每日 1~2 次，佐餐服用。

黄瓜拌木耳

【配方】西芹 100 克　百合 20 克　胡萝卜 15 克　姜 3 克　色拉油 15 克　食盐 4 克　鸡精 4 克

【功效】清肠利便，解毒消肿。

【制法】1.把百合洗净，西芹和胡萝卜洗净斜刀切成小段备用。

2.烧一锅开水，把西芹和胡萝卜氽一下；过凉水晾凉。

3.油锅烧热，放入少许的生姜末爆香；先放入鲜百合翻炒几下，再放入西芹和胡萝卜继续翻炒；炒至百合断生，加入少许盐、鸡精即可。

【食法】每日 1~2 次，佐餐服用。

西芹炒百合

汤羹类

龙马童子鸡

【配方】海驹 10 克　仔公鸡 1 只（约 900 克）　虾仁 15 克
绍酒 20 克　食盐 3 克　味精 3 克　葱白段 25 克
生姜块 15 克　湿淀粉 50 克　清汤 500 克

【功效】补肾壮强之效，对于阳痿、早泄、尿频、妇人肾阳
虚弱、腰酸如折、少腹冷感、小便清长及年老体衰、
神疲肢冷等，皆可作用治疗之辅食。

【制法】1.将公鸡宰杀后去毛，洗净，剁去爪、膀，开腹去脏，
再洗净入沸水锅内，略焯后剁成小块分装在 7 个
碗里 (每碗约 125 克)。

　　　2.海驹、虾仁温水洗净，浸泡 10 分钟，分放在鸡肉
上，加葱段、姜块及调料的一半，清汤适量，上
笼蒸烂。

　　　3.鸡肉出笼后，拣去葱、姜，沥去原汤倒入炒勺中，
放入剩下的调料，烧开撇去浮沫，入湿淀粉收汁，
浇在鸡肉上即成。

【食法】每日 1~2 次，可连服 3~4 周。

蚌肉苦瓜汤

【配方】苦瓜 250 克　蚌肉 100 克　生姜 10 克　葱白 20 克
胡椒 10 克　味精 6 克　盐 3 克

【功效】生津止渴，解毒。适用于早中期糖尿病病人。

【制法】1.将蚌肉用清水洗净，然后浸泡 10 分钟。

　　　2.清水洗净苦瓜后，与蚌肉、生姜、葱白共煮汤，
武火将汤锅烧沸，加调味料调味。

【食法】喝汤吃苦瓜、蚌肉，每周 1 次，药食两用，佐餐食用。

【配方】冬虫夏草 25 克　鸡肉 165 克　胡椒粉 15 克
　　　　味精 15 克　生姜 3 片　葱白 3 节　食盐 2 克

【功效】补益肺肾，培中运脾。对于病后虚弱、神疲少食、
　　　　腰膝酸软有调治之功。

虫草汽锅鸡

【制法】1.鸡肉洗净切，备用。

　　　　2.在沸水锅中先下葱、姜、胡椒粉，再下鸡块焯去
　　　　　血水，待肉变色后捞出，沥去水分放入汽锅中。

　　　　3.冬虫夏草去灰渣，挑出较完整的几条，洗净，摆
　　　　　在鸡肉上，加入少量清水和调料，加盖，上屉用
　　　　　旺火蒸约1.5小时即熟。

【食法】食鸡肉、冬虫夏草，每日 1~2 次，佐餐服用。

【配方】豆腐 300 克　冬菇 50 克　枸杞 10 克　葱 5 克
　　　　鸡油 15 克　精盐少许　胡椒粉 2 克　高汤 500 克

【功效】清养肺胃，降血脂。

冬菇炖豆腐

【制法】1.将冬菇洗净，豆腐切块，枸杞浸润，葱切花。

　　　　2.将锅内加入鸡油烧热，放入葱爆香，加入高汤。

　　　　3.然后放入豆腐、冬菇、枸杞，用文火炖出香味时，
　　　　　加入盐、胡椒粉调味即成。

【食法】每日 1~2 次，可连服 3~4 周。

【配方】菠菜根 100 克　银耳 10 克

【功效】滋阴润燥，生津止渴。

菠菜银耳汤

【制法】1.用清水将银耳洗净后，浸泡 30 分钟，放入锅内。

　　　　2.然后将菠菜根洗净，放入锅内，武火煮沸后文火
　　　　　煮10分钟即可。

【食法】每日 1~2 次，佐餐食用。可连服 3~4 周。

【配方】玉米须 100 克　乌龟 1 只　料酒 40 克　生姜 10 克
　　　　葱白 20 克　胡椒 10 克　味精 6 克　盐 3 克

【功效】生津止渴，解毒。适用于所有糖尿病病人。

【制法】1. 将乌龟用清水洗净，入沸水锅内氽去血水，放入锅中。

　　　　2. 将玉米须洗净后，放入锅中，生姜、葱白、胡椒、
　　　　料酒也同时入锅，加入清水适量。

　　　　3. 先用武火将汤锅烧沸，用文火焖煮 1 小时，食用
　　　　时，加入味精、盐调味。

【食法】喝汤吃龟肉，每周 1 次，药食两用，佐餐食用。

玉米须炖龟

【配方】韭菜 250 克　蛤蜊肉 250 克　料酒 40 克　盐 3 克
　　　　生姜 10 克　葱白 20 克　胡椒 10 克　味精 6 克

【功效】生津止渴，解毒。

【制法】1. 将蛤蜊用清水洗净，入沸水锅内氽去血水，放入锅中。

　　　　2. 将韭菜洗净后，放入锅中，生姜、葱白、胡椒、
　　　　料酒也同时入锅，加入清水适量。

　　　　3. 先用武火将汤锅烧沸，撇去浮沫，用文火焖煮
　　　　1 小时，食用时，撇入味精、盐调味。

【食法】喝汤吃蛤蜊肉，每周 1 次，药食两用，佐餐食用。

韭菜煮蛤蜊肉

【配方】鲜百合 30 克　枇杷 30 克　鲜藕 10 克　桂花 2 克
　　　　淀粉适量

【功效】清热润肺，生津止渴。

【制法】1. 用清水将藕、鲜百合洗净，将藕切成片，放入锅内。

　　　　2. 枇杷去核，与鲜百合加水同煮。

　　　　3. 熟时用淀粉勾芡成羹，食用时调入桂花即成。

【食法】每日 1 次，可作早晚餐或作点心食用。可常服。

百合枇杷藕羹

【配方】鳖鱼1只（500克左右）　枸杞子30克　生姜15克
熟地黄15克　葱白20克　胡椒10克　味精6克
盐3克　料酒适量

【功效】滋补肝肾，滋阴养血。

【制法】1.将鳖鱼用清水洗净，入沸水锅内氽去血水，切块，
放入锅中；加枸杞、熟地黄、生姜、葱白、胡椒、
料酒和清水适量。

2.先用武火烧开后改用文火煨炖至肉熟透，用调味
品调味即可。

【食法】喝汤吃鳖鱼。每周1次，药食两用，佐餐食用。

鳖鱼滋肾汤

【配方】沙参30~50克　玉竹30克　老雄鸭1只　盐6克
生姜10克　葱白20克　胡椒10克　味精6克

【功效】养阴清肺，生津止渴。适用于中老年糖尿病病人。

【制法】1.将老雄鸭用清水洗净，入沸水锅内氽去血水，放入锅中。

2.将沙参、玉竹清水洗净后，放入锅中，生姜、葱
白、胡椒也同时入锅，加入清水适量。

3.先用武火将汤锅烧沸，撇去浮沫，用文火焖煮
1小时，待鸭肉酥烂，加入味精、盐调味即成。

【食法】每日1次，吃肉喝汤，佐餐食用。

沙参玉竹煲老鸭

【配方】猪胰1个　番茄400克　生姜10克　葱花8克
胡椒8克　盐3克

【功效】补虚润燥，清热生津。

【制法】1.用清水洗净猪胰后，切成薄片备用。

2.洗净番茄后，将番茄与猪胰、生姜、葱、胡椒、
同煮，猪胰烂后，加盐即成。

【食法】吃肉喝汤，每天1个。佐餐食用。

番茄猪胰汤

【配方】猪小排（猪肋排）400 克　番茄 240 克　红萝卜 50 克

土豆（黄皮）240 克　　菜花 200 克　洋葱（白皮）100 克

姜 5 克　淀粉（玉米）10 克　芡粉 5 克　盐 3 克

【功效】清热解暑，生津益气。

【制法】1. 菜花洗净切碎；洋葱去衣洗净，切粒；红萝卜、马铃薯去皮洗净，切粒。

2. 将水烧开，放入番茄浸 5 分钟，取起撕去皮，切开边，去核后切粒。

3. 排骨洗净，抹干，加腌料捞匀，入开水中煮 5 分钟后，捞起冲净，沥干水分。

4. 烧热锅，下油放姜、番茄、洋葱炒香铲起。

5. 加水煲开，放入排骨、番茄、洋葱、姜、马铃薯、红萝卜、菜花，慢火煲 1.5 小时，加调味料即可。

【食法】每日 1~2 次，佐餐服用。

番椰排骨汤

【配方】海参 3 只　鸡蛋 1 个　猪胰 1 个　地肤子 10 克

向日葵秆心 10 克　生姜 15 克　葱白 20 克

胡椒 10 克　味精 6 克　盐 3 克

【功效】补肾益精，除虚热。

【制法】1. 将海参泡发，去内脏洗净切块。

2. 猪胰切片，鸡蛋打入盘中，打匀放入食盐，调入海参和猪胰。

3. 上屉蒸熟，出锅后倒入砂锅中，加生姜、葱白、胡椒、水煎煮。

4. 煮沸后，将用纱布包好的地肤子和向日葵秆心放入锅内同煮 40 分钟后，加盐调味即可。

【食法】可作辅食或作点心食用。每周 1 次，药食两用，佐餐食用。

猪胰海参汤

山药玉竹鸽肉汤

【配方】白鸽 1 只　淮山药 30 克　玉竹 20 克　生姜 15 克
　　　　葱白 20 克　胡椒 10 克　味精 6 克　盐 3 克

【功效】养阴益气，滋补肝肾。

【制法】1.将白鸽洗净入锅，入沸水锅内汆去血水，切块，
　　　　　放入锅中。
　　　　2.加山药、玉竹、生姜、葱白、胡椒、清水适量。
　　　　3.先用武火烧开煮至鸽肉烂熟后，放入食盐、味精
　　　　　调味即可。

【食法】每日 1 次，食肉喝汤，可常服。

猪胰菠菜羹

【配方】猪胰 1 个　鸡蛋 3 枚　菠菜 60 克　生姜 10 克
　　　　葱花 8 克　胡椒 8 克　盐 3 克

【功效】补脾益肺，润燥止渴。

【制法】1.用清水洗净猪胰后，切成薄片备用，鸡蛋打入碗
　　　　　内拌匀，菠菜切碎备用。
　　　　2.先将猪胰入锅煮熟，再把拌匀的蛋慢慢调入，成
　　　　　蛋花样，加入切碎的菠菜。
　　　　3.煮沸后加入葱、姜、胡椒、食盐调味即成。

【食法】每日 1 次，可作早晚餐或作点心食用。佐餐食用，
　　　　可常服。

蚌肉苦瓜汤

【配方】苦瓜 250 克　蚌肉 100 克　生姜 10 克　葱花 8 克
　　　　胡椒 8 克　盐 3 克

【功效】清热解毒，除烦止渴。

【制法】1.将活蚌用清水养 2 日，去泥沙，取蚌肉洗净备用。
　　　　2.将洗净后的苦瓜与蚌肉同放锅内，加清水适量共煮汤。
　　　　3.煮沸后加入葱、姜、胡椒、食盐调味即成。

【食法】每日 1 次，佐餐食用。

【配方】兔子 1 只　鲜山药 25 克　生姜 10 克　葱花 8 克　
　　　　胡椒 8 克　味精 6 克　盐 3 克

【功效】补中益气，清热解毒。对脾胃虚弱而有热的糖尿病
　　　　及胃虚有疗效。

**山药
兔肉汤**

【制法】1.将兔子去毛及内脏，用清水洗净，把兔子肉切块，
　　　　　入沸水锅内汆去血水，放入锅中。

　　　　2.将山药片洗净后，放入锅中，生姜、葱花、胡椒
　　　　　也同时下锅，加入清水适量。

　　　　3.先用武火将汤锅烧沸，撇去浮沫，用文火焖煮
　　　　　1 小时，待兔肉酥烂，加入味精、盐调味即成。

【食法】吃肉喝汤，分 4 次服用，佐餐食用。

【配方】猪胰 1 条（约 300 克）　淡菜 50 克　生姜 10 克　
　　　　葱花 8 克　胡椒 8 克　味精 4 克　盐 3 克

【功效】补虚健脾，生津降糖。

**猪胰
淡菜汤**

【制法】1.先洗净淡菜，清水浸泡 20 分钟。

　　　　2.然后放锅内煲汤，煮沸 20 分钟后，加入洗净切段
　　　　　的猪胰、生姜、葱花、胡椒同煮至熟透，加盐、
　　　　　味精调味服食。

【食法】吃肉喝汤，每天 1 个。佐餐食用。

【配方】猪胰 1 只　黄芪 60 克　山药 120 克　生姜 10 克　
　　　　葱白 8 克　胡椒 8 克　盐 3 克

【功效】补虚润燥，生津降糖。

猪胰汤

【制法】1.将猪胰洗净，清水浸泡 20 分钟，切段。

　　　　2.加入洗净的猪胰、黄芪、山药同煮，同时放入生
　　　　　姜、葱白等，至猪胰熟透，加盐、味精调味服食。

【食法】吃肉喝汤，每天 1 个。佐餐食用。

萝卜煲鲍鱼

【配方】干鲍鱼 20 克　鲜萝卜 250 克　生姜 10 克　盐 3 克
　　　　葱花 8 克　胡椒 8 克　味精 4 克

【功效】补肺健脾，清热生津。适用于一般糖尿病病人。

【制法】1.将干鲍鱼发泡 30 分钟后，放入锅内。

　　　　2.用清水洗净鲜萝卜，生姜、葱花、胡椒也同时下
　　　　　锅，加入清水适量。

　　　　3.先用武火将汤锅烧沸，撇去浮沫，用文火焖煮
　　　　　1小时，加入味精、盐调味即成。

【食法】吃肉喝汤，分 2 次服用。佐餐食用。

杜仲核桃炖猪腰

【配方】猪腰 1 只　杜仲 30 克　核桃肉 30 克　生姜 10 克
　　　　葱白 20 克　胡椒 10 克　味精 6 克　盐 3 克

【功效】壮腰强肾，滋阴生津。适用于糖尿病伴腰膝酸软的病人。

【制法】1.将新鲜的猪腰洗净后，切片备用。

　　　　2.将杜仲、核桃肉清水洗净后，放入锅中，生姜、
　　　　　葱白、胡椒也同时下锅，加入清水适量。

　　　　3.先用武火将汤锅烧沸，撇去浮沫，用文火煮 10 分
　　　　　钟后，加入猪腰片，再用武火煮沸，加入味精、
　　　　　盐调味即可。

【食法】食猪腰片、核桃肉，饮汤，每天 1 个，分 2 次食用。
　　　　佐餐食用。

双耳汤

【配方】白木耳 10 克　黑木耳 10 克　冰糖（或盐）适量

【功效】滋阴养胃，生津止渴。适用于糖尿病人眼底出血症。

【制法】1.白木耳、黑木耳洗净加清水适量煮至木耳熟烂。

　　　　2.根据个人喜好加入冰糖或盐。

【食法】食木耳饮汤，分 2 次食用。佐餐食用。

【配方】猪小排 50 克　栗子（熟）20 克　蘑菇（干）15 克
　　　　大葱 4 克　食盐 4 克　姜 3 克　料酒 6 克　生抽 6 克
　　　　色拉油 12 克　胡椒粉 6 克　冰糖适量

【功效】清热宣肺，利咽止咳。用于糖尿病并发扁桃体炎属
　　　　风热者。

【制法】1. 在烧热的锅中加适量油，放入冰糖，小火慢慢地
　　　　　翻炒；直到糖化成深褐色鼓起非常小的泡泡，下
　　　　　入排骨翻炒。

**板栗蘑菇
排骨煲**

　　　　2. 待排骨翻炒且上色后，下入姜片和大葱翻炒；翻
　　　　　炒几下后加入板栗和蘑菇，继续翻炒；加入适量
　　　　　的生抽和料酒继续翻炒。

　　　　3. 在旁边的煲中烧适量的开水，将翻炒后的板栗、
　　　　　蘑菇、排骨倒入锅中。

　　　　4. 水开后转为小火，煲 20 分钟，再加入盐，胡椒等
　　　　　调料，搅拌均匀；收汁装盘即可。

【食法】每日 1~2 次，可连服 3~4 周。

【配方】玉米须 100 克　蚌肉 150 克　生姜 15 克　盐 3 克
　　　　葱白 20 克　胡椒 10 克　味精 6 克

【功效】补虚润燥，利湿消肿。适用于一般糖尿病人。

【制法】1. 将活蚌用清水养 2 日，去泥沙，取蚌肉洗净备用。

**玉米须
炖蚌肉**

　　　　2. 将洗净后的玉须与蚌肉同放锅内，加清水适量，
　　　　　同时放入葱白、生姜等共煮汤。

　　　　3. 煮沸后加入胡椒、味精、食盐调味即成。

【食法】食蚌肉饮汤，分 3 次食用。佐餐食用。

柚子母鸡汤

【配方】仔母鸡 600 克　柚子 300 克　黄酒 10 克　赤红糖 20 克
生姜丝 10 克　葱花 20 克　胡椒 10 克　盐 3 克
味精 6 克

【功效】健体养颜，降血糖，降血脂。适用于围产期血糖偏高的准妈妈。

【制法】1. 柚子洗净，切碎；仔母鸡宰杀后，除毛去内脏，洗净，入沸水锅内汆去血水。

2. 柚子、仔母鸡放入锅内，加入黄酒、红糖、姜丝焖至鸡肉烂熟即成。

3. 食用时加入葱花、味精、胡椒、盐调味。

【食法】食鸡肉、柚子，饮汤，分 4 次食用。佐餐食用。

丝瓜绿茶汤

【配方】丝瓜 240 克　绿茶 5 克　盐 2 克

【功效】清热宣肺，利咽止咳。用于糖尿病并发扁桃体炎属风热者。

【制法】1. 将丝瓜去皮洗净，切成片。

2. 切成片的丝瓜放入砂锅中，加少许盐和适量水煮。

3. 将丝瓜煮熟，再加入茶叶，取汁饮用。

【食法】每日 1~2 次，可连服 3~4 周。

紫菜豆腐肉片汤

【配方】紫菜（干）12 克　豆腐（北）150 克　香油 5 克
猪肉（瘦）90 克　醋 3 克　盐 3 克　酱油 4 克

【功效】清暑益气，生津止渴。

【制法】1. 紫菜浸洗去砂质，捞起。

2. 猪肉切片腌过，拖水，豆腐切片；待肉汤或水煲开，倒入紫菜，豆腐、肉片。

3. 再次煮沸时，加醋、盐、酱油调味即成。

【食法】每日 1~2 次，可连服 3~4 周。

　糖尿病食疗药膳

【配方】丝瓜 480 克　鸡蛋 200 克　大豆油 40 克　盐 3 克
味精 2 克　大葱 5 克

【功效】清热凉血，养心宁神，清热通络。

【制法】1.将丝瓜刮去外皮，切成菱形块，鸡蛋磕入碗内，
用竹筷调匀，放盐。

2.炒锅置火上，放入豆油烧至四成热，倒入蛋液，
摊成鸡蛋饼，并用小火将两面煎成金黄色；盛入
碗内，切成小块。

3.炒锅放在火上，锅内放入豆油烧热，放入葱末炸
出香味，加入丝瓜炒至发软，加入开水，烧沸约 5
分钟。

4.放入蛋块，再用旺火烧 3 分钟，见汤汁变白时，
放入盐、味精，起锅装入汤盆内即成。

【食法】每日 1~2 次，可连服 3~4 周。

丝瓜
蛋汤

【配方】番茄 320 克　木耳（干）13 克　豆腐（南）100 克
盐 2 克　胡椒粉 2 克　姜 3 克　上汤适量

【功效】清热解毒，降血糖，降血脂。

【制法】1.番茄洗净，切件去核；木耳浸发后，洗净撕成小块，
放入开水中煮 5 分钟，捞起洗一洗；嫩板豆腐切粒，
放入开水中煮 2 分钟捞起。

2.锅中下油一汤匙，爆香姜，下番茄翻炒，加入上
汤 4 杯煮开，放木耳及嫩板豆腐煮 10 分钟，出锅
前加盐、胡椒粉调味即成。

【食法】每日 1~2 次，可连服 3~4 周。

消脂
豆腐汤

【配方】豆浆 250 克　南瓜 250 克　百合（干）30 克　蜂蜜 15 克

【功效】润肺生津止渴。

【制法】1.将南瓜去皮去籽切成块；干百合浸泡 1 夜后洗净。

2.汤锅上火，倒入 500 毫升清水，放入南瓜和百合。

3.大火烧开后转小火炖至南瓜熟软，倒入豆浆；煮沸后调入少许蜂蜜即成。

【食法】每日 1~2 次，可连服 3~4 周。

豆浆
南瓜汤

【配方】海带（鲜）80 克　盐 2 克　胡椒粉 2 克　味精 1 克

【功效】清热祛湿。

【制法】将汤烧沸，放入洗净的海带丝、胡椒粉，续煮 2~3 分钟，放入盐、味精即成。

【食法】每日 1~2 次，佐餐服用。

清热祛湿
海带汤

【配方】鲜荷叶 1 张　乌鸡 1 只　火腿 50 克　香菇 50 克
精盐 5 克　味精 3 克　鸡油 20 克　料酒 3 克
胡椒粉 3 克　姜 5 克　葱 5 克　骨头汤 2500 毫升
时令鲜菜适量

【功效】清热解暑，泻火去燥。适用于心烦热渴，小便不利，大便干燥等症。

【制法】1.乌鸡宰杀，去毛、内脏及爪，入开水中汆一下；荷叶洗净切块，火腿切片；香菇水发，一分为二。

2.将乌鸡、荷叶、姜、葱及各种食材、调料放入压力锅中，加入骨汤。烧开，加压 10 分钟，冷后倒入砂锅中烧开，上桌，可加少许时令绿叶菜。

【食法】鲜香可口，佐餐或单吃均可。

荷叶
乌鸡汤

 糖尿病食疗药膳

【配方】老鸭 1 只　　芡实 100 克　　生姜 10 克　　葱白 8 克
　　　　胡椒 8 克　　盐 3 克

【功效】益肾固精，健脾除湿。

芡实煲老鸭

【制法】1. 将老鸭用清水洗净，入沸水锅内余去血水，放入锅中。

　　　　2. 将芡实清水洗净后，放入锅中，生姜、葱白、胡椒也同时下锅，加入清水适量。

　　　　3. 先用武火将汤锅烧沸，撇去浮沫，用文火焖煮 1 小时，待鸭肉酥烂，加入味精、盐调味即成。

【食法】吃肉喝汤，分 3 次食用。佐餐食用。

【配方】冬瓜 100 克　　火腿 50 克　　虾皮 25 克　　姜 5 克
　　　　蒜 6 克　　胡椒粉 5 克　　味精 5 克　　食盐 3 克
　　　　植物油 10 克

【功效】清降胃火，生津止渴。用于糖尿病并发扁桃体炎属风热者。

火腿冬瓜汤

【制法】1. 冬瓜洗净切片，火腿切丁，姜切丝。

　　　　2. 锅烧热，放少许油，待油烧热，放入姜丝爆香；放入火腿丁，翻炒几下；放入冬瓜片，继续翻炒半分钟；锅中倒适量水，没过菜即可。

　　　　3. 待水烧开，加盖小火炖煮；10~15 分钟关火，撒上虾皮，用调味品调味即可出锅。

【食法】每日 1~2 次，可连服 3~4 周。

【配方】枸杞子 20 克　海参 20 克　鸽子蛋 50 克　盐 3 克
干淀粉 10 克　食物油 20 克　香油 5 克　味精 3 克
酱油 5 克　香菜末 2 克　葱 3 克　姜 3 克

【功效】补肾养肺，养心益智，补肝明目。

【制法】1.将鸽子蛋用干淀粉拌均匀，然后放入温油锅里炸
成金黄色，盛入盘中。

2.再把炸鸽子蛋的油倒出一部分，在锅底留少量的
底油煸炒准备好的葱姜末，待炒出香味以后，往
锅里加入适量的水。

3.然后把海参放入锅里，锅开后放入适量的盐、味
精、香油和酱油，再把炸好的鸽蛋放进去，用大
火煮 20 分钟。

4.20 分钟后将备好的枸杞子放入锅中，这时将大火
改为小火，炖 10 分钟左右，最后放入少量的水淀
粉勾欠，再撒上香菜末。

【食法】每日 1~2 次，可连服 3~4 周。

枸杞海参
鸽蛋汤

【配方】冬瓜 60 克　咸肉 20 克　胡椒粉 5 克　味精 5 克　酱
油 6 克　葱 5 克　盐 3 克　姜 5 克　植物油 15 克

【功效】生津止渴降糖。

【制法】1.姜丝入油锅，倒入咸肉丝，大火稍微炒几下。

2.放入冬瓜、适量的水，先大火煮开，再换小火煮，
直到冬瓜接近透明为止，出锅前放入其他食材
即可。

【食法】每日 1~2 次，可连服 3~4 周。

咸肉
冬瓜汤

 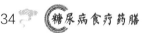

【配方】白萝卜 150 克　牛肚 100 克　陈皮 5 克　生姜 6 克
花生油 10 克　葱 6 克　精盐 3 克　胡椒粉 2 克
高汤 1000 克

【功效】健脾益气，消积滞。

萝卜牛肚汤

【制法】1. 将白萝卜洗净，切块；牛肚洗净，切块；陈皮洗净；
姜拍松，葱切段。

2. 将锅内放花生油烧热，加入姜、葱、牛肚炒片刻
铲起，和其他用料一起放入锅内，加入高汤。

3. 再用文火煲至牛肚软熟，捞出陈皮不用，加入盐、
胡椒粉调味即成。

【食法】每日 1~2 次，可连服 3~4 周。

【配方】当归 35 克　党参 35 克　母鸡 1 只（约 1500 克）
生姜 6 克　葱 6 克　料酒 8 克　食盐 3 克

【功效】补血益气，对气虚、血虚、体质虚弱、营养不良等均
有补益作用。是扶持虚弱的一首较好的补益食疗方。

归参炖母鸡

【制法】1. 将母鸡宰杀后，去掉毛和内脏切块后洗净；放入
沸水锅内烫 3 分钟捞出，洗净血沫。

2. 再将洗净的当归、党参放入鸡腹内，置砂锅中，
加入葱、姜、料酒。

3. 锅中加入适量清水，武火煮沸后，改文火煨炖，
至鸡肉烂熟骨肉分离，加盐调味即成。

【食法】服用时可分餐食肉和汤。

【配方】枸杞子 30 克　兔肉 250 克　洋葱 100 克　盐适量
　　　　食用油 20 克

【功效】补脾胃，除烦热。

【制法】1. 将兔肉洗净后切块，放入沸水中余透，捞出后再
　　　　　 洗净。

　　　　2. 将枸杞用清水浸泡 30 分钟后放入砂锅，再放入兔
　　　　　 肉块以武火煮 30 分钟，然后用文火炖 2 小时。

　　　　3. 后加洋葱、油、盐，稍煮片刻，即可。

【食法】吃肉饮汤，每 2 天服食 1 次。

枸杞炖兔肉

【配方】川贝母 15 克　水鱼 1 只　葱 5 克　生姜 8 克
　　　　花椒 8 克　精盐少许　高汤 800 克

【功效】滋肺阴，退虚热，止咳喘。

【制法】1. 将生姜、川贝母、花椒洗净；用滚水烫水鱼，令
　　　　　 其排尿，然后洗净，切开，去其内脏；葱切段，
　　　　　 姜拍松。

　　　　2. 将全部用料放入锅内，加入高汤，先用武火煮开
　　　　　 后，改用文火煲 1 小时，至水鱼甲脱落，放入精盐
　　　　　 调味即成。

【食法】每日 1~2 次，可连服 3~4 周。

贝母水鱼汤

【配方】花旗参 5 克　水鸭 120 克　生姜 1 片

【功效】补气养阴，清虚热，利水。

【制法】将水鸭切块飞水，花旗参洗净切片，加生姜一片，
　　　　放入炖盅内，加水 250 毫升，隔水炖 2 小时即成。

【食法】每日 1~2 次，可连服 3~4 周。

花旗参炖水鸭

薏苡仁炖鸡

【配方】鸡腿 4 只　薏苡仁 50 克　香菇 5 朵　胡椒粉 3 克　姜 5 克　葱 5 克　盐 3 克　味精 4 克　料酒 3 克

【功效】健脾利湿，润肤去疣。

【制法】鸡腿洗净切块，放锅内，加葱、姜、清水、薏苡仁，用文火煮至薏苡软熟，再放香菇同煮，加调味料略煮即成。

【食法】每日 1~2 次，可连服 3~4 周。

粟米冬瓜汤

【配方】粟米 20 克　冬瓜 400 克　精盐少许

【功效】清热解毒，利水消肿。

【制法】1.将冬瓜洗净，不去皮，去瓤，切 3 厘米宽、5 厘米长的块；粟米润透。

2.将冬瓜、粟米、精盐放入炖锅内，加入清水，将锅置武火上烧沸，再用文火煮 45 分钟即成。

【食法】每日 1~2 次，可连服 3~4 周。

枸杞炖鸡

【配方】仔母鸡 600 克　枸杞子 15 克　黄酒 10 克　盐 3 克　赤砂糖 20 克　生姜丝 10 克　葱花 20 克　胡椒 10 克　味精 6 克

【功效】健中气，益胃阴，止消渴。适用于肾阴虚型及多饮、多尿、口渴、腰酸腿痛的糖尿病孕妇食用。

【制法】1.仔母鸡宰杀后，除毛去内脏，洗净入沸水锅内余去血水。

2.枸杞子洗净后泡发 30 分钟；枸杞装入鸡腹，放入砂锅内，加沸水及姜丝、葱花、胡椒、黄酒，大火烧开，撇去浮沫，改小火煲至熟烂。

3.食用时加入味精、盐调味即可。

【食法】食鸡肉、柚子，饮汤，分 2 次食用。佐餐食用。

清炖甲鱼

【配方】活甲鱼 500 克　枸杞子 15 克　竹笋片 30 克　盐 3 克
白酒 15 克　生姜丝 10 克　葱花 20 克　胡椒 10 克
味精 6 克

【功效】益胃阴，止消渴。适用于老年糖尿病肾阴不足病人。

【制法】1.将活甲鱼用清水养 2 日，去泥沙，取甲鱼洗净后
入沸水锅内氽去血水备用。

2.将洗净后的枸杞子、竹笋片同放锅内，加入姜丝、
葱花、白酒，清水适量共煮汤。

3.煮沸后加入胡椒、味精、食盐调味即成。

【食法】食甲鱼、竹笋片，饮汤，分 3 次食用。佐餐食用。

生津滋胃饮

【配方】绿豆 30 克　鲜青果 25 克　竹叶 6 克　橙子 2 个

【功效】生津滋胃，清肠胃热邪；对肠胃热盛型糖尿病有疗效。

【制法】把青果洗净后去核，橙子带皮切碎，与绿豆、竹叶
同煮 1 小时；待冷却后即可饮用。

【食法】温饮，每天多次。

二冬煮鲜藕

【配方】天冬 10 克　麦冬 10 克　枸杞子 5 克　鲜藕 250 克
姜 3 克　葱 5 克　香油 5 克　精盐少许

【功效】养阴润肺，益胃生津。

【制法】1.将天冬洗净；麦冬用水浸泡一夜，祛除内梗；鲜
藕去皮，切成薄片；姜拍松，葱切段；枸杞子去
果柄、杂质，洗净。

2.将天冬、麦冬、枸杞子、藕、姜、葱同放炖锅内，
加入清水，置武火上烧沸，再用文火煮 35 分钟，
加入精盐、香油即可食用。

【食法】每日 1~2 次，可连服 3~4 周。

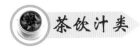

茶饮汁类

止消渴速溶饮

【配方】鲜冬瓜皮 1000 克　西瓜皮 1000 克　瓜蒌根 250 克
白糖 500 克

【功效】清热生津止渴。

【制法】1. 鲜冬瓜皮、西瓜皮削去外层硬皮，切成薄片。

2. 瓜蒌根捣碎，先以冷水泡透以后与鲜冬瓜皮、西瓜皮同放入锅内，加水适量，煮 1 小时，去渣，再以小火继续煎煮浓缩，至较稠黏将要干锅时停火，待温。

3. 加入干燥的白糖，把煎液吸净，拌匀，晒干，压碎，装瓶备用。

【食法】每日数次，每次 10 克，以沸水冲化，频频代茶饮服。

鲜奶玉露

【配方】牛奶 1000 克　炸胡桃仁 40 克　生胡桃仁 20 克
粳米 50 克

【功效】补脾益肾，温阳滋阴。

【制法】1. 粳米淘净，用水浸泡 1 小时，捞起沥干水分。

2. 将四物放在一起搅拌均匀，用小石磨磨细，再用细筛滤出细茸待用。

3. 锅内加水煮沸，将牛奶、胡桃茸慢慢倒入锅内，边倒边搅拌，稍沸即成。

【食法】早晚服食，连服 3~4 周。

菊槐绿茶饮

【配方】菊花 3 克　槐花 3 克　绿茶 3 克

【功效】清热解毒，生津止渴。

【制法】沸水冲泡饮用。

【食法】温饮，每天多次。

葫芦汤

【配方】鲜葫芦（或干品）60 克（30 克）

【功效】清热解毒，生津消痈。适用于糖尿病皮肤疖肿。

【制法】上药共为粗末，

【食法】每日 1 剂，水煎代茶饮。

生津茶

【配方】青果 5 个　金石斛 6 克　甘菊 6 克　竹茹 6 克
麦冬 6 克　桑叶 6 克　鲜藕 10 片　黄梨 2 个（去皮）
荸荠（去皮）5 个　鲜芦根（切碎）2 支

【功效】生津滋胃，清肠胃热邪；对肠胃热盛型糖尿病有疗效。

【制法】上药共为粗末。水煎代茶饮。

【食法】每日 1 剂。

糯米桑皮汤

【配方】爆糯米花 30 克　桑白皮 30 克

【功效】生津滋胃，润肺止渴；适用于糖尿病口渴多饮者。

【制法】上药共为粗末。水煎代茶饮。

【食法】每日 1 剂。

消渴茶

【配方】麦冬 15 克　玉竹 15 克　黄芪 100 克　通草 100 克
　　　葛根 50 克　桑白皮 50 克　茯苓 50 克　干姜 50 克
　　　牛蒡根 150 克　干生地 30 克　枸杞根 30 克
　　　银花藤 30 克　薏苡仁 30 克　菝葜 24 克

【功效】补虚生津，滋胃清肠；对肠胃热盛型糖尿病有疗效。

【制法】共研末制成药饼，每个 15 克，每取一个放火上令香
　　　熟勿焦。

【食法】研末代茶饮。

地骨皮露

【配方】地骨皮 300 克　成露 1500 克

【功效】清肺降火，清热凉血。

【制法】为细末，用蒸馏方法。

【食法】每服 60 克，一日 2 次。

五汁饮

【配方】雪梨 1000 克　荸荠 100 克　麦冬 15 克　生藕 100 克
　　　鲜芦根 30 克

【功效】生津止渴，清热润肺。

【制法】将莲藕、梨、荸荠洗净，切碎，绞汁，麦冬、芦苇
　　　根水煎过滤取汁，将绞汁与煎汁合并搅匀，饮用。

【食法】每日 1 剂，水煎代茶饮。

白萝卜汁

【配方】白萝卜 1000 克

【功效】消食除滞，生津降气。

【制法】洗净捣烂，纱布包绞汁，每次 50 毫升，每日 3 次。

【食法】每日 1 剂，水煎代茶饮。

鲜李汁

【配方】鲜熟李子 1000 克

【功效】生津滋胃，清肠胃热邪。

【制法】切碎绞汁，每次 1 汤匙，一日 3 次。

【食法】每日 1 剂，水煎代茶饮。

黄精枸杞茶

【配方】黄精 15 克　枸杞 10 克　绿茶 3 克

【功效】滋肾润肺，补脾益气，生津止渴。

【制法】温开水冲泡代茶饮。

【食法】每日 1 剂，水煎代茶饮。

川贝雪梨汤

【配方】川贝母 10 克　雪梨 2 个　精盐少许　枸杞 10 克
　　　　清水 500 毫升

【功效】健脾补肺，清热利湿。

【制法】1.将雪梨去皮，去瓤，切 3 厘米宽、2 厘米长的块；
　　　　　川贝母、枸杞润透。

　　　　2.将雪梨、川贝母、枸杞、精盐放入炖锅内，加入清
　　　　　水，将锅置武火上烧沸，再用文火煮 45 分钟即成。

【食法】每日 1~2 次，可连服 3~4 周。

鲜生地露

【配方】鲜生地 500 克　制露 1000 克

【功效】滋肾养阴，生津止渴。

【制法】将洗净后的生地切成小块，加入制露 1000 克，每服
　　　　100 克。

【食法】每日 1 剂，水煎代茶饮。

  糖尿病食疗药膳

麦冬茶

【配方】麦冬9克　党参9克　北沙参9克　玉竹9克
　　　　花粉9克　乌梅6克　知母6克　甘草6克

【功效】养阴润肺，益胃生津，清心除烦。

【制法】共为细末，每服1剂，白开水冲，代茶饮。

【食法】每日1剂，水煎代茶饮。

南瓜绿豆饮

【配方】南瓜250克　绿豆30克

【功效】清热解毒，生津解渴。

【制法】南瓜去皮切块，与绿豆加水适量煮熟。

【食法】每日1剂，水煎代茶饮。

五味沙参茶

【配方】生石膏15克　天花粉15克　黄芩6克　知母6克
　　　　五味子9克　沙参9克　麦冬5克　生地15克
　　　　玄参6克　葛根5克　天冬6克　石斛5克
　　　　普洱茶15克　木糖醇3克　清水800毫升

【功效】滋阴润肺，清热生津。

【制法】1.将上述药物洗净，放入锅内，加入清水。
　　　　2.将炖锅置中火上烧沸，用文火煮25分钟，加入木
　　　　　糖醇即成。

【食法】每日1~2次，可连服3~4周。

淮山薏米汁

【配方】淮山（新鲜淮山）30克（60~90克）　薏苡仁30克

【功效】生津滋胃，祛湿健脾。

【制法】加水适量煮熟。

【食法】每日1剂，水煎代茶饮。

黑首乌杞子汁

【配方】黑豆100克　首乌20克　枸杞子20克

【功效】滋阴补肾，健脾和胃。

【制法】洗净捣烂，纱布包绞汁，每次50毫升，每日3次。

【食法】每日1剂，水煎代茶饮。

甘草藕汁饮

【配方】甘草6克　藕350克　木糖醇3克　清水400毫升

【功效】清肺润燥，生津凉血。

【制法】1.将藕洗净，切成细丝，用白纱布绞取汁液；甘草洗净。

　　　　2.将甘草放入锅内，加入清水，煎煮25分钟，滤去甘草，留药液。

　　　　3.将藕汁与甘草液混合均匀，加入木糖醇即成。

【食法】每日1~2次，可连服3~4周。

石斛生地茶

【配方】石斛9克　生地9克　熟地黄9克　天冬9克

　　　　麦冬9克　沙参9克　女贞子9克　茵陈9克

　　　　生枇杷叶9克　炒黄芩4克　炒枳实4克

　　　　西瓜汁100克　木糖醇3克　清水800毫升

【功效】清胃养阴，止渴通便。

【制法】1.将上述药物洗净，放入锅内，加入清水。

　　　　2.将炖锅置中火上烧沸，用文火煮25分钟，加入木糖醇即可即成。

【食法】每日1~2次，可连服3~4周。

【配方】银耳 6 克　大米 60 克　菊花 6 克　金丝枣 10 克
　　　　枸杞子 12 克　蜂蜜 9 克

【功效】健脾消食，降低血脂，软化血管。

银菊枣杞蜜

【制法】1.银耳加清水泡发，摘去根部，撕成小朵。

　　　　2.砂锅水开后放入大米、银耳大火煮开，小火继续
　　　　　煮 30 分钟。

　　　　3.放入菊花、无核金丝枣、枸杞，继续煮 30 分钟。

　　　　4.将煮好的粥放凉至六十度以下，放入蜂蜜调匀即可。

【食法】每日 1~2 次，可连服 3~4 周。

【配方】麦冬 9 克　马奶 100 克　木糖醇 3 克　清水 400 毫升

【功效】生津止渴，清热解毒。

麦冬马奶饮

【制法】1.将麦冬洗净，去心；马奶、清水放入锅内。

　　　　2.将锅置中火上，放入麦冬烧沸，再用文火再煮
　　　　　10 分钟，加入木糖醇即成。

【食法】每日 1~2 次，可连服 3~4 周。

【配方】柿子叶 60 克　清水 300 毫升

【功效】补虚润燥，除烦热。

柿叶饮

【制法】1.把无杀虫药污染的柿子叶洗净，放入炖杯内，加
　　　　　水 300 毫升。

　　　　2.把炖杯置武火上烧沸，再用文火煎煮 20 分钟即成。

【食法】每日 1~2 次，可连服 3~4 周。

一品山药饼

【配方】山药 500 克　面粉 150 克　胡桃仁 25 克　淀粉 8 克　什锦果料 20 克　蜂蜜 10 克　猪油 5 克

【功效】滋阴补肾。

【制法】将山药去皮蒸熟，加面粉揉合，做成圆饼状，摆上胡桃仁、什锦果料，上屉蒸 20 分钟；蜂蜜、猪油加热，用水淀粉勾芡，再浇在圆饼上即成。

【食法】可作点心服食，连服 3~4 周。

养生饭团

【配方】米饭 60 克　毛豆 30 克　玉米（鲜）30 克　鸡蛋 1 个　芝麻 10 克　食盐 3 克　醋 5 克　香油 5 克　保鲜膜 1 张

【功效】调中开胃，益肺宁心，清湿热，利肝胆。

【制法】1.毛豆和鸡蛋放锅中一起煮，放少许盐，开锅后煮 10 分钟。

2.锅中另加水，放玉米粒煮熟。

3.黑芝麻拣去杂质，放干锅中炒熟备用。

4.鸡蛋去壳，把蛋白和蛋黄分开；蛋白和蛋黄分别切碎备用。

5.熟的毛豆挤出豆子，把毛豆、玉米粒、蛋白碎、蛋黄碎和黑芝麻依次放入米饭中，加适量盐、醋和香油进，搅拌均匀。

6.剪一块保鲜膜铺在左手上，右手盛一勺米饭放保鲜膜上，保鲜膜勒紧，用掌心把饭团揉成圆形的，倒出即可，依次把剩下的米饭揉成一个个饭团。

【食法】每日 1~2 次，可连服 3~4 周。

【配方】米饭 1 小碗（约 100 克）　胡萝 1 根　食盐 3 克　
　　　香油 5 克

【功效】健脾消食，补肝明目，清热解毒。

【制法】1.胡萝卜洗净，去皮，切片；放锅上码匀，开始蒸，
　　　　蒸到能用筷子穿透即可。

　　　2.把胡萝卜片取出来，盛碗中，用勺子捣碎，捣成
　　　　胡萝卜泥。

　　　3.放入适量盐和香油调味，搅拌均匀。

　　　4.把搅拌均匀的胡萝卜泥倒米饭上即可。

【食法】每日 1~2 次，可连服 3~4 周。

胡萝卜泥

【配方】低筋 150 克　鸡蛋 5 个　牛奶 110 克　火腿肠 1 根　
　　　食盐 5 克　细香葱 6 克　玉米油 75 克　白砂糖适量

【功效】补虚健脾。

【制法】1.根据戚风蛋糕的做法，将蛋白和蛋黄分离，分别
　　　　用两个容器装着。

　　　2.蛋白中分三次加入白砂糖，打至干性发泡。

　　　3.蛋黄中加入牛奶、玉米油、盐搅拌均匀，低筋面
　　　　粉过筛入蛋黄液中，由下至上翻拌均匀。

　　　4.将打发好的蛋白和蛋黄液混合，一样是由下至上
　　　　翻拌均匀即可。

　　　5.烤盘中铺上油纸，倒入蛋糕糊，然后震出气泡；
　　　　把葱花、火腿肠均匀地撒到蛋糕糊表面。

　　　6.送入预热好的烤箱，中层、180 度、上下火、烤至
　　　　表面金黄即可。

【食法】每日 1~2 次，可连服 3~4 周。

火腿咸香蛋糕

【配方】山药粉 50 克　白萝卜 250 克　面粉 250 克　葱 10 克
　　　　猪瘦肉 100 克　生姜 10 克食盐 5 克　菜油 10 克

【功效】健胃，理气，消食，化痰，降血糖。

【制法】1.将白萝卜洗净，切成细丝，用菜油煸炒至五成熟，
　　　　　待用；姜切末，葱切花。

　　　　2.将肉剁细，加姜末、葱花、食盐调成白萝卜馅子。

　　　　3.将面粉、山药粉加水适量，揉成面团，软硬程度
　　　　　与饺子皮一样，分成若干小团。

　　　　4.将面团擀成薄片，将萝卜馅填入，制成夹心小饼，
　　　　　放入油锅内，烙熟即成。

【食法】每日 1~2 次，可连服 3~4 周。

怀山萝卜饼

【配方】黄精 15 克　黄瓜 50 克　胡萝卜 50 克　鸡蛋 1 个
　　　　姜 5 克　大蒜 10 克　鸡精 3 克　葱、精盐少许
　　　　挂面 100 克　酱油适量　高汤 1000 克　花生油 10 克

【功效】调节血糖、血脂。

【制法】1.先将黄精洗净；黄瓜、胡萝卜洗净切片；大蒜去皮，
　　　　　切片；姜葱洗净，葱切花，姜切丝；鸡蛋打入碗
　　　　　中搅碎。

　　　　2.炒勺放在中火上，加花生油，烧六成熟时，将鸡
　　　　　蛋倒入锅中两面煎黄，加大蒜、葱、姜下锅煸香，
　　　　　加入高汤、黄精、黄瓜、胡萝卜。

　　　　3.用文火煮 20 分钟后，调入盐、酱油、鸡精，将挂
　　　　　面放入锅中煮至熟，捞起碗内即可食用。

【食法】每日 1~2 次，可连服 3~4 周。

黄精鸡蛋面

【配方】人参粉 5 克　猪肉 250 克　菠菜 250 克　姜 10 克
面粉 500 克　葱 15 克　胡椒粉 2 克　酱油 10 克
香油 15 克　食盐 5 克

【功效】补气养神，调节血糖。

【制法】1.将菠菜清洗干净后，去茎留叶，在木瓢内搓成菜
泥，入适量的清水搅匀,用纱布包好挤出绿色菜汁，
待用；人参研成细末待用。

2.将猪肉用清水洗净，剁成茸，加食盐、酱油、胡
椒粉、生姜末拌匀，加适量的水搅拌成糊状，再
放入葱花、人参粉、香油，拌匀成馅。

3.将面粉用菠菜汁和匀，如菠菜汁不够用，可加点
清水揉匀，至表面光滑为止，然后按常规做成饺
子；待锅内水烧开后，将饺子下锅煮熟后即成。

【食法】每日 1~2 次，可连服 3~4 周。

人参
菠菜饺

【配方】白豆蔻 10 克　茯苓 10 克　面粉 400 克
发酵粉 5 克　清水 100 毫升

【功效】补脾胃，除烦热。

【制法】1.将豆蔻去壳，烘干打成细粉；茯苓烘干打成细粉。

2.将面粉、豆蔻粉、茯苓粉、发酵粉合匀，加入清
水，揉成面团，令其发酵。

3.发酵好后，如常规制成每个 50 克的生馒头团，上
蒸笼蒸 7 分钟即可。

【食法】每日 1~2 次，可连服 3~4 周。

白豆
蔻馒头

参考文献

［1］李荣华.糖尿病病人夏令食谱［J］.糖尿病新世界，2007.

［2］彭铭泉.护发药膳与食疗［M］.广州：广东经济出版社，2004.

［3］毛德西.消渴病中医防治［M］.北京：中医古籍出版社，1993.

［4］李荣华.糖尿病患者夏令食谱［J］.糖尿病新世界，2007，6.

［5］中国中医研究院中药研究所.全国中药成药处方集［M］.北京：人民卫生出版社，1962.

［6］彭铭泉.食医心镜［M］.广州：广东经济出版社，2004.

［7］彭铭泉.护发药膳与食疗［M］.广州：广东经济出版社，2004.